Heil

Menschen mit Alzheimer & anderen Demenzen fördern und beschäftigen

Thieme QUALITÄTS-GARANTIE

## Liebe Leserin, lieber Leser,

wenn es um die eigene Gesundheit geht, darf man nichts dem Zufall überlassen. »Für eine bessere Medizin und mehr Gesundheit im Leben«: So lautet das Qualitätsversprechen der Marke Thieme. Ärztlich Tätige, Pflegekräfte, Physiotherapeuten oder Hebammen – sie alle verlassen sich darauf, dass sie von Thieme, dem führenden Anbieter von medizinischen Fachinformationen und Services, die entscheidenden Informationen zur richtigen Zeit am richtigen Ort bekommen. So können sie die Menschen, die sich ihnen anvertrauen, bestmöglich unterstützen. Auch Sie können sich auf die TRIAS Ratgeber mit dem Thieme Qualitätssiegel verlassen! Diese Informationsangebote helfen Ihnen dabei, die richtigen Entscheidungen zu treffen, wenn es um Ihre Gesundheit geht, selbst daran mitzuwirken, gesund zu werden, sich gesund zu erhalten oder das Fortschreiten einer Erkrankung zu vermeiden. Mit einem TRIAS Titel aus dem Hause Thieme überlassen Sie Ihre Gesundheit nicht dem Zufall!

Ihr TRIAS Team

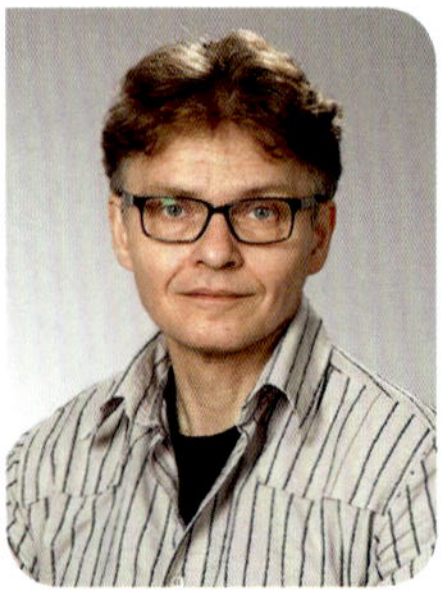

**Dr. phil. Joachim Heil** leitet die Servicestelle für Patienten mit kognitiven Einschränkungen oder Demenz der Universitätsmedizin Mainz. Er ist examinierter Krankenpfleger und studierte Philosophie und Pädagogik. Er war wissenschaftlicher Mitarbeiter der NoMaNi-Stiftung Köln bei einem Projekt zur Medizin- und Pflege-Ethik. Als Fachexperte arbeitet er direkt mit Patienten und integriert den »person-zentrierten« Pflegeansatz in die Grund- und Fachpflege. Er berät Patienten, Angehörige und Pflegende in der Versorgung von Menschen mit Demenz und unterrichtet in der Ausbildung der Gesundheitsfachberufe.

Dr. phil. Joachim Heil

# Menschen mit Alzheimer & anderen Demenzen fördern und beschäftigen

Praktische Anleitungen aus dem person-zentrierten Ansatz

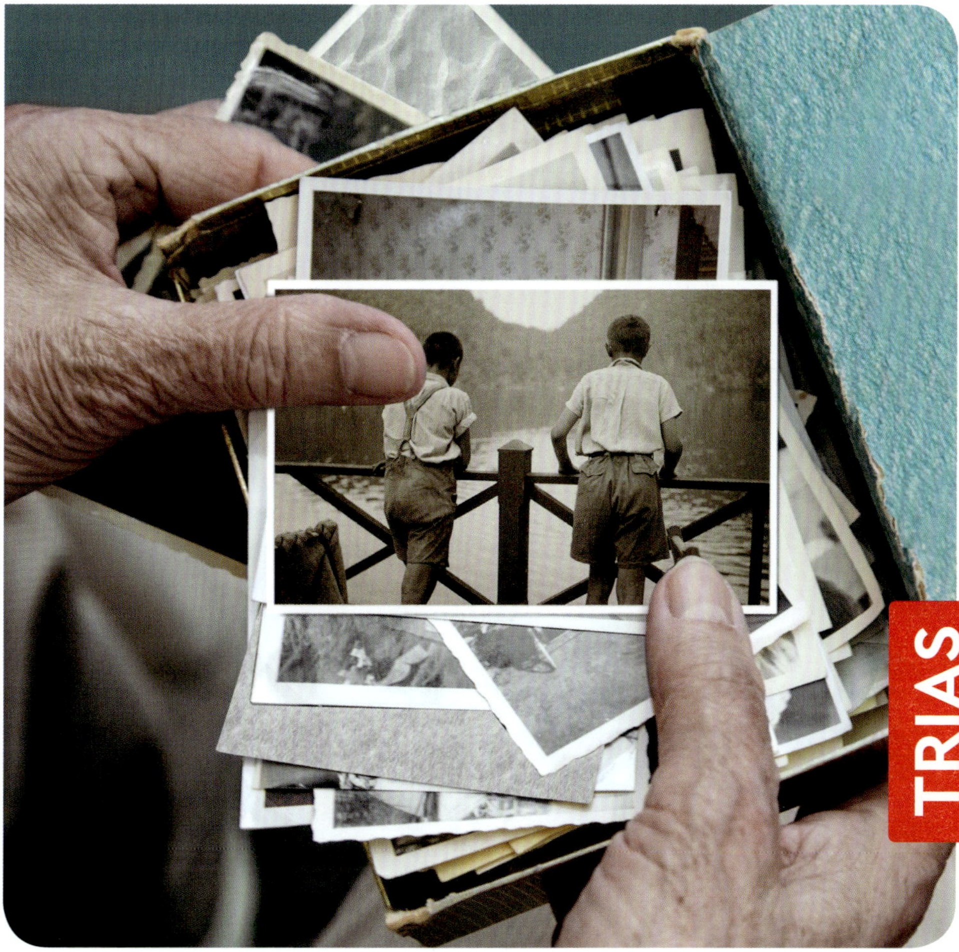

TRIAS

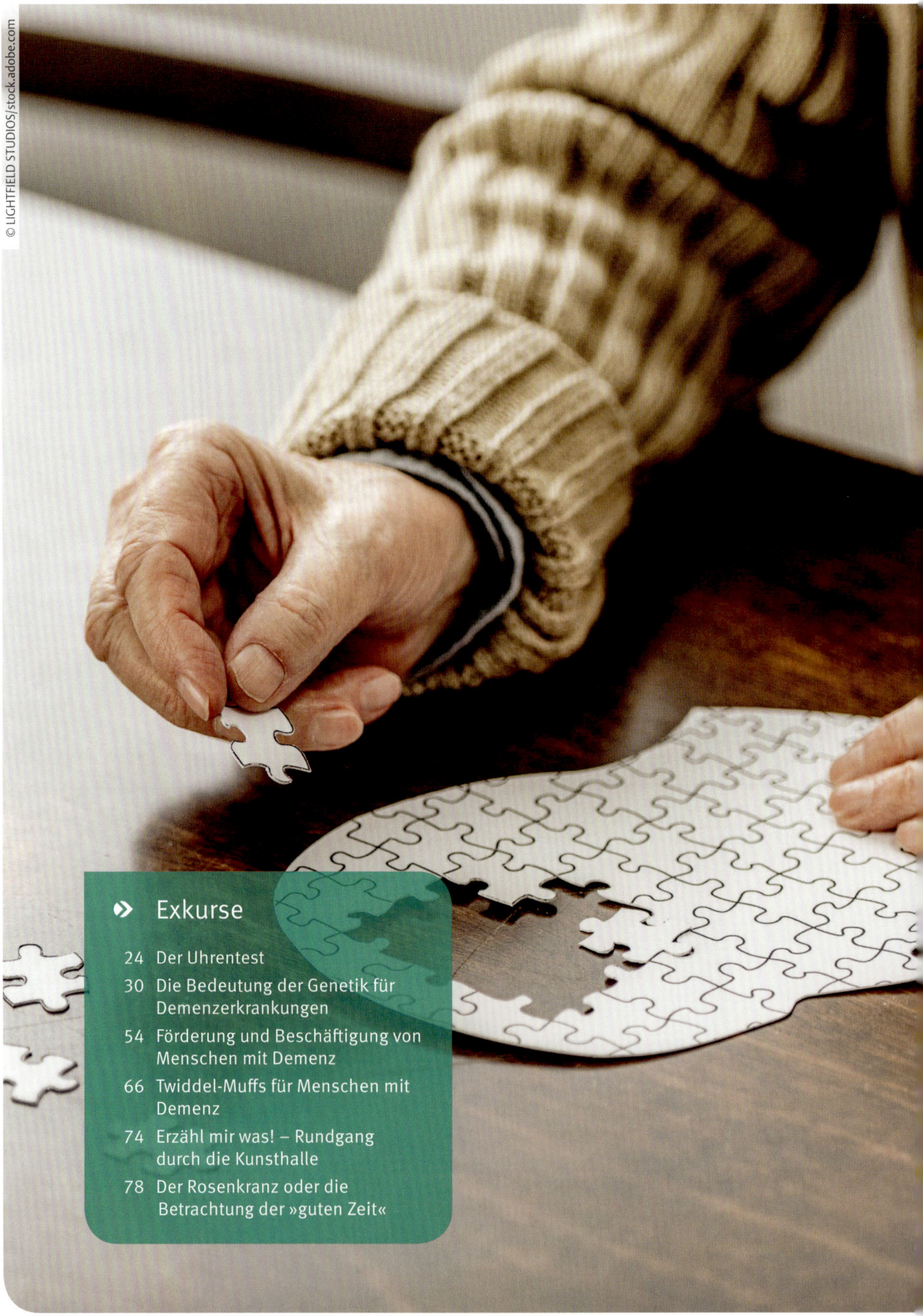



## Exkurse

# Liebe Leserin, lieber Leser,

Sie sind Angehörige oder Angehöriger einer Person, die mit einer Demenz lebt. Schon einige Zeit bemerken Sie, dass sich die Lebenswelt dieser Person verändert. Und Sie spüren, dass diese Veränderungen oftmals Irritationen und Leid hervorrufen, sowohl bei dem an Demenz erkrankten Menschen wie auch bei ihm nahestehenden Personen, zum Beispiel bei Ihnen. Trotzdem möchten Sie den geliebten Menschen so lange wie möglich in Ihrer Welt behalten, ohne ihn oder sich selbst zu überfordern. Sie können weder die Demenz noch ihre Symptome rückgängig machen. Sie können aber wesentlich dazu beitragen, dass die verbleibende Zeit für alle Beteiligten eine »gute Zeit« ist.

Gewiss haben Sie sich schon oft die Frage gestellt, wie Ihr Angehöriger oder Ihre Angehörige die Welt erlebt. Diese Welt kennenzulernen hilft, entspannter auf die Person zugehen und ihr – auch in schwierigen Phasen – besser helfen zu können.

Einführend gebe ich Ihnen einen detaillierten Einblick in die verschiedenen Demenzerkrankungen, in ihre Symptome und die Art, wie sie sich im Verhalten äußern können. Bewusst habe ich dabei nicht auf die Beschreibung von Herausforderungen verzichtet, denen Sie und Ihre Angehörigen sich im weiteren Verlauf der Erkrankung gegenübergestellt sehen können.

Vor diesem Hintergrund gibt Ihnen das Buch eine Einführung in die person-zentrierte Methode, eine Form der Pflege, die sich im professionellen, beruflichen Umgang in der Pflege von Menschen mit Demenz bewährt hat. Bisher war diese Methode – nicht zuletzt aufgrund ihrer Komplexität und den philosophischen Bezügen – meist dem Fachpflegepersonal vorbehalten.

Der Einblick in die Demenzerkrankung, die Herausforderungen, die sich mit ihr stellen und die Haltung der person-zentrierten Pflege bilden die Grundlage für eine Beziehung, in der Ihre Beschäftigungsangebote gelingen können. Beschäftigungsangebote können in hohem Maß dazu beitragen, dass sich Betroffene im Hier und Jetzt als gleichwertige Personen mit einer einzigartigen Persönlichkeit erfahren können. Und das heißt für Menschen mit Demenz: Lebensqualität.

Beschäftigung wird in diesem Buch als zentrales Bedürfnis von Menschen mit Demenz herausgestellt und im Zusammenhang mit anderen psychischen Bedürfnissen erklärt. Formen der Beschäftigung wie das Spiel, die Kunst oder religiöse Formen beschreibe ich deshalb von ihrer psychischen Funktion für uns Menschen, nicht als bloße Möglichkeiten des Zeitvertreibs. Den Schwerpunkt legt das Buch auf die wohl wichtigste Form der Beschäftigung für Menschen mit Demenz: die Biografiearbeit und Erinnerungspflege. Wer darüber hinaus ein möglichst breites Spektrum an Beispielen für Beschäftigungs- und Aktivierungsmöglichkeiten sucht, dem sei das Buch »Aktiv leben mit Alzheimer und Demenz« der Deutschen Alzheimer Gesellschaft empfohlen (Seite 118).

Der zweite und praktische Teil des Buchs enthält die bildliche und »gebrauchsfertige« Umsetzung wichtiger und spannender Ergebnisse des ersten Teils. Unter dem Titel »Das Neue im Alten finden« wird Ihnen eine Methode vorgestellt, mit der Sie gemeinsam die Biografiearbeit und Erinnerungspflege einleiten, interessant gestalten und selbst weiterführen können. Hier soll Ihnen ein Weg aufgezeigt werden, der zu neuen – weil längst vergessen geglaubten – Erfahrungsschätzen führen kann. Dabei hilft Ihnen das beiliegende Biografieheft.

Bewusst habe ich auf sogenannte »Fallbeispiele« aus meiner eigenen beruflichen Praxis in der Beziehung zu Menschen mit Demenz weitgehend verzichtet. Denn es ist etwas ganz anderes, ob die an Demenz erkrankte Person ein geliebter Angehöriger ist oder ein – wenn auch liebgewonnener – Patient. Darüber hinaus besteht bei solchen Fallbeispielen immer die Gefahr, dass wir unser Gegenüber in diesem Beispiel zu erkennen glauben und – bewusst oder unbewusst – nur darauf warten, dass sich sein Verhalten in das Beispiel einfügt (und wir die vorgegebene Lösung anwenden können).

Ein Hinweis aus meiner beruflichen Praxis sei mir jedoch erlaubt: Immer wieder habe ich die Erfahrung gemacht – und mache sie noch immer: Je besser es den Angehörigen geht, je »unbeschwerter« sie in der Beziehung zu ihrem an einer Demenz erkrankten Familienmitglied sind, desto »besser« geht es der Person mit Demenz.

Genau hierfür ist das vorliegende Buch geschrieben. Ich möchte Ihnen zeigen, dass es zwar keine Komplettlösung im Hinblick auf eine Demenzerkrankung gibt, aber dennoch pflegerische Ansätze und insbesondere Möglichkeiten der Beschäftigung vorliegen, mit deren Hilfe Sie wieder neuen Mut fassen können, um die Beziehung zu Ihrem Familienmitglied auf einen guten Weg zu bringen.

Joachim Heil

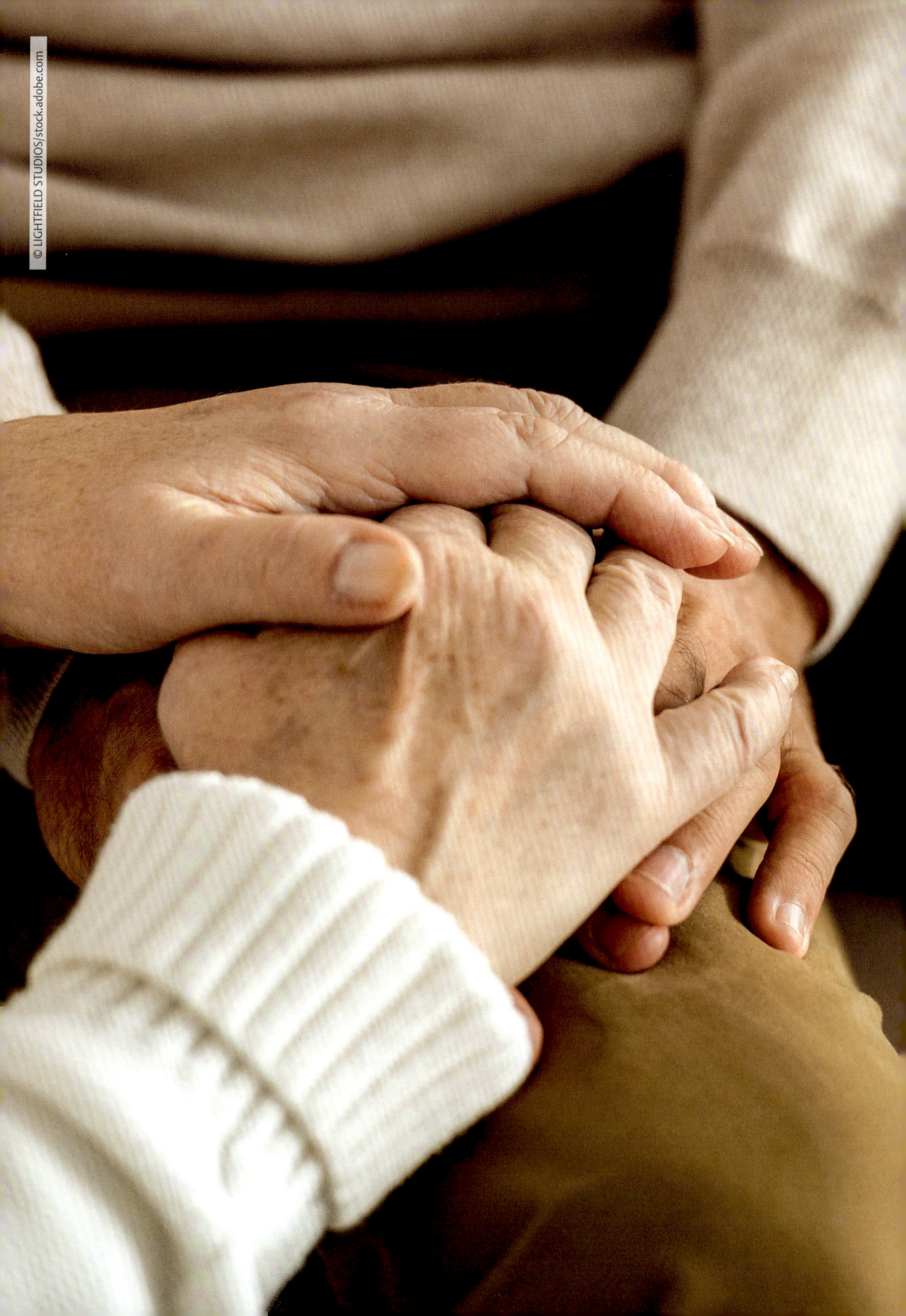

# Der person-zentrierte Ansatz

Der person-zentrierte Ansatz kann helfen, Ängste, die oft mit einer Demenz einhergehen, ein Stück weit zugunsten eines bestmöglichen Wohlbefindens aufzuheben.

# Was heißt es, »Person« zu sein?

»Person« zu sein bedeutet, eine (Lebens-)Geschichte zu haben. Doch mit Fortschreiten der Demenz drohen die Erinnerungen zu verblassen und mit ihnen die Person.

Der Begriff »Person« hat eine lange Tradition. In fast allen kulturellen und wissenschaftlichen Zusammenhängen oder Kontexten wurde und wird er verwendet, so beispielsweise in der Literatur, der Kunst, dem Recht und der Philosophie. Insbesondere Letztere wird uns den Weg zu einem bestmöglichen Umgang mit uns selbst, mit anderen Menschen und mit Menschen mit Demenz weisen.

Wenn wir den Begriff »Person« in unserer Umgangs- oder Alltagssprache benutzen, dann meinen wir damit meist den durch seine individuellen Eigenschaften und Eigenarten ausgezeichneten Menschen.

## »Person« in der Philosophie

Die in unserem Kulturkreis wohl bekannteste Verwendung des Begriffs Person finden wir in einer Formulierung des berühmten kategorischen Imperativs des deutschen Philosophen Immanuel Kant (1724–1804). Immanuel Kant stellt die Idee der Freiheit und Würde des Menschen, gemäß der der Mensch als vernunftbegabtes Wesen sein Handeln gegenüber sich selbst und anderen Menschen ausrichten soll, ins Zentrum seines kategorischen Imperativs. Er antwortet auf die Frage, wie ich mich in der Beziehung zu mir selbst und anderen Menschen ganz allgemein verhalten soll: »Handle so, dass du die Menschheit sowohl in deiner Person als [auch] in der Person eines jeden anderen jederzeit zugleich als Zweck, niemals bloß als Mittel brauchst.«[1]

Ich soll also – einfach ausgedrückt – im Umgang mit mir und anderen Menschen so handeln, dass ich meine und die Freiheit des anderen bestmöglich fördere und nicht verletze. Für Kant ist der Mensch aufgrund seiner Vernunft »Person«, die nicht, wie eine bloße Sache, als Mittel zu diesem oder jenem Zweck dient. Der Mensch soll von keinem, auch nicht von sich selbst, als ein bloßes Ding behandelt oder angesehen werden. In dieser Idee der Selbstbestimmung der

Vernunft liegt für Kant die Würde des Menschen begründet.

Gegen den kategorischen Imperativ handeln wir im Zusammenhang mit Menschen mit Demenz bereits dann, wenn wir von ihnen als »Dementen« reden, sie zu bloßen Trägern einer organischen Hirnerkrankung herabstufen und sie damit zu einer bloßen Sache degradieren. Dann reden wir nicht mit ihnen, sondern über sie, so als wären sie aufgrund ihrer kognitiven Defizite, ihrer eingeschränkten Geisteskraft und Rationalität als ein bloßes Ding anzusehen und zu behandeln.

Für den US-amerikanischen Philosophen und Kulturkritiker Richard Rorty (1931–2007) hängt allerdings auch beim kategorischen Imperativ Kants alles wieder letztlich davon ab, »wer überhaupt als Mitmensch gilt: als handelndes Vernunftwesen im einzig relevanten Sinne, in dem vernünftiges Handeln gleichbedeutend ist mit der Zugehörigkeit des Betreffenden zu *unserer* moralischen Gemeinschaft«.[2] Insofern ist es nicht verwunderlich, dass in unserer Gesellschaft immer noch viele Menschen der Meinung sind, dass Menschen mit Demenz aufgrund ihrer kognitiven Defizite nicht dazugehören.

Rortys eigene Definition von Person, nämlich: »Person« ist »etwas, das gedemütigt werden kann«[3], führt uns schon weiter. Rorty untersucht in seinen Schriften die unterschiedlichen Formen von Demütigung und Grausamkeit, die wir – bewusst oder unbewusst – anderen Menschen antun, die wir verschieden von uns glauben. Eine Möglichkeit, insbesondere Menschen mit Demenz gewollt oder ungewollt zu demütigen, haben wir bereits kennengelernt.

Auf eine letzte und wichtige Frage führt uns der französische Philosoph und Romancier Jean-Paul Sartre (1905–1980): Weshalb stellt das Auftauchen des anderen Menschen – allein sein Blick – für mich und damit auch für den Menschen mit Demenz eine Bedrohung dar? »Der Andere erblickt mich«, schätzt mich ab, ordnet mich in eine Kategorie ein und macht mich zu einem bloßen Ding – einem, wie Sartre es nennt: »An-sich«. Ich selbst allerdings als Person – als »Für-sich« – bin nicht dieses bloße Objekt, nicht bloß dieser kranke Mensch; auch wenn ich mich vor dem Spiegel betrachte, sehe ich zwar »etwas«, mein Äußeres, nicht aber mich als Person. Dennoch bleibe ich auf alles Äußere bezogen, brauche die Beziehung zu anderen Menschen für mich, für mein Personsein. »Deshalb«, so Sartre, »trifft das Auftauchen des Anderen das Für-sich mitten ins Herz«. Denn die Person, das Für-sich, »*ist die Beziehung*«.

Bleibt es bei diesem abschätzenden, objektivierenden Blick, dann werden alle Beziehungen zu anderen Menschen »völlig von meinen Haltungen gegenüber dem Objekt bestimmt, das ich für Andere bin«. Anders ausgedrückt: Der Mensch mit Demenz wird sich gegenüber uns verhalten, wie wir ihn *anblicken*.

Wir sollten also auch achtsam sein auf unseren Blick als »Ursprung meiner konkreten Bezüge zu Anderen«[4] und ihn auf eine Haltung gründen, die nicht durch den Gegensatz von Person und Demenz bestimmt ist, sondern durch eine liebevoll zugewandte Haltung – die person-zentrierte Haltung.

## Das Personsein eines Menschen mit Demenz

Wir brauchen allerdings eine genau auf unsere Zwecke zugeschnittene Vorstellung von dem, was den Menschen mit Demenz als Person kennzeichnet und sein »Personsein« ausmacht.

Der englische Demenzforscher, Sozialpsychologe und Psychogerontologe Tom Kitwood (1937–1998) hat den Begriff Person in seinem 1997 erstmals erschienenen Hauptwerk »Dementia Reconsidered: The Person Comes First«[5] (frei übersetzt: Demenz neu bedacht: Die Person kommt zuerst) für die Pflege von Menschen mit Demenz fruchtbar gemacht. Auch für Kitwood hängt alles davon ab, ob wir das Personsein weiterhin auf »Autonomie und Rationalität« reduzieren und damit den Menschen mit Demenz aus dem »Club der Personen« ausschließen oder ob wir, was er für klüger hält, unseren Begriff »Person« für die Pflege von Menschen mit Demenz zunächst neu bedenken.[6]

Durch Kriterien wie Autonomie, Vernunft und Rationalität wird der Mensch heute »primär als separates Individuum umrissen; menschliches Leben wird nicht als interdependent [voneinander abhängend] und untereinander in Verbindung stehend angesehen«.[7] Kitwood setzt gegen den alten Personenbegriff seinen sozialpsychologischen Begriff: Person als ein »Stand oder Status, der dem einzelnen Menschen im Kontext von Beziehung und sozialem Sein von anderen verliehen wird«.[8] Person ist kein starrer Begriff mehr, der die rationale, vernünftige Seite des Menschen ins Zentrum setzt, sondern ein Netzwerk von Beziehungen im Prozess des zwischenmenschlichen und sozialen Miteinanders.

Person, so können wir es für unsere Zwecke formulieren, ist der Mensch hinter der Krankheit. Und das Personsein dieser Person ist charakterisiert durch seine zwar wesentlich durch die Beziehung zu anderen Menschen geprägte, dennoch aber individuelle und einzigartige Biografie und Lebensgeschichte.

Für Kitwood liegt die zentrale Aufgabe der Pflege von Menschen mit Demenz »im Erhalt des Personseins angesichts versagender Geisteskräfte«[9] – entsprechend der Krankheitsentwicklung. Denn bei einer Person mit Demenz lässt das Gefühl von Identität, das darauf beruht, eine Lebensgeschichte zu erzählen zu haben, unter den Krankheitsumständen allmählich nach. Doch wenn die Person allein nicht mehr in der Lage ist, sich an ihre Lebensgeschichte zu erinnern und sie zu erzählen, dann können wir es gemeinsam mit ihr oder für sie tun, wenn die Person und ihr Personsein bestmöglich lange erhalten werden soll. Darin liegt – neben der Aufgabe, als Beschäftigungsmaterial zu dienen – der wesentliche Sinn des beigefügten Biografiehefts.

Dabei sollte die Beziehung, in der die gemeinsame Beschäftigung mit der Biografie und alle anderen Beschäftigungsmöglichkeiten praktisch umgesetzt werden, durch eine Atmosphäre der Vertrautheit und Geborgenheit wie auch durch Anerkennung und Respekt gegenüber der Person mit Demenz charakterisiert sein. Eine wichtige Grundlage hierfür ist – neben der möglichst genauen Kenntnis der Lebensgeschichte – das Wissen um die Ängste, Nöte und Sorgen der an einer Demenz erkrankten Person sowie die Symptome ihrer Erkrankung.

# Demenz als Syndrom-Diagnose

Es gibt nicht »die Demenz«, sondern mehrere Formen, die wissenschaftlich klassifiziert und durch Differenzialdiagnose erkannt werden. Alzheimer ist nur eine Form.

Gegenwärtig sind weltweit rund 47 Millionen Menschen von einer Demenz betroffen, bundesweit annähernd 1,8 Millionen.[10] 2030 werden knapp 76 Millionen Menschen weltweit an einer Demenz erkranken und für 2050 steigt die Vorhersage auf über 135 Millionen. 76 Prozent dieser Menschen werden in Ländern mit geringem oder mittlerem Einkommen leben.[11]

## Das Demenzsyndrom

»Demenz« (von Latein »de-mens«: ohne Geist oder ohne Verstand sein) bezeichnet kein einheitliches Krankheitsbild. Es gibt also nicht »die Demenz«. »Demenz« bedeutet vielmehr ein Syndrom, ein Zusammentreffen von verschiedenen Einzelsymptomen beziehungsweise Anzeichen oder Merkmalen einer Erkrankung.

Demenz ist eine Syndrom-Diagnose als Folge einer meist chronischen (fortschreitenden) Erkrankung des Gehirns mit Störung vieler höherer kortikaler (die Hirnrinde betreffender) Funktionen wie logisches Denken, Gedächtnis, Aufmerksamkeit und Sprache sowie Störungen der exekutiven Funktionen. Letztere kontrollieren und steuern als die komplexesten geistigen Prozesse gezielt unser Verhalten unter Einbeziehung unserer Umweltbedingungen. Sie umfassen die Fähigkeit, sich Ziele zu setzen, unter diesen Zielen (das bestmögliche) auszuwählen und Strategien zu entwickeln, um dieses Ziel zu erreichen. Dabei überwachen und regulieren sie unser vorsätzliches Verhalten, um dieses effizient zu gestalten. Sie werden bei der Korrektur eines Fehlers beziehungsweise eines ineffizienten, wirkungslosen Verhaltens benötigt, zum Erlernen einer neuen und komplexen Fähigkeit sowie zur Kontrolle unserer Gefühle und Impulse. Ohne diese komplexen Gehirnfunktionen könnten wir unsere alltäglichen Aufgaben nicht mehr erfüllen, denn wir benutzen sie unbewusst für *alle* Tätigkeiten und Verhaltensweisen, die wir ausführen. Das gilt nicht nur für unser Verhalten gegenüber anderen Menschen, beispielsweise den Vorgang des Kennenlernens und die Entwicklung einer Beziehung zu einem anderen Menschen, sondern auch für »alltägliche« Tätigkeiten wie das Planen der nächsten Urlaubsreise oder das Zubereiten einer Mahlzeit. Gesteuert werden die exekutiven Funktionen im Frontallappen des Gehirns. (Lesen Sie hierzu auch das Kapitel »Die frontotemporale Demenz«, Seite 27)

Das Demenzsyndrom wird in »primäre« Demenzformen und »sekundäre« Demenzformen unterteilt. Als »sekundär« werden Demenzerkrankungen bezeichnet, die ihren Ursprung in anderen Krankheitsbildern haben oder deren Ursachen außerhalb des Gehirns liegen, wie beispielsweise bei Intoxikationen (Vergiftungen) oder Infektionen.

»Primär« bedeutet, dass die ursächlichen krankhaften Veränderungen im Gehirn zu suchen sind und der Abbauprozess im Gehirn sich stetig verstärkt (degenerativ). Zu den primären und degenerativen Demenzen gehören neben der Alzheimer-Krankheit (Seite 18) auch die vaskuläre Demenz (Seite 23), die Lewy-Körperchen-Demenz (Seite 26) (auch Lewy-Body-Demenz genannt) und die frontotemporale Demenz (Seite 27) sowie seltene neurologische Erkrankungen wie der Morbus Huntington.

Zu den »sekundären« und nichtdegenerativen Demenzen, die nicht weiter bei der Zerstörung von Gehirnzellen voranschreiten, gehören unter anderem Hirntumore, das Schädel-Hirn-Trauma und der Hydrozephalus (auch bekannt als Wasserkopf). Häufig werden die nichtdegenerativen Demenzformen nicht den eigentlichen Demenzerkrankungen zugeordnet, da ihnen das Merkmal des stetig fortschreitenden Abbauprozesses von Nervenzellen (Progredienz) fehlt.[12]

## Klassifikation der Demenzerkrankung

Die zurzeit geltenden Klassifikations- beziehungsweise Einteilungssysteme der Krankheiten, wie beispielsweise die ICD-10-GM (International Statistical Classification of Diseases and Related Health Problems)[13], geben ganz bestimmte Merkmale an, mit deren Hilfe ausgeschlossen werden kann, dass es sich um ein ähnliches Krankheitsbild – beispielsweise einen vorübergehenden Verwirrtheitszustand bei einem Delir – handelt und dieser vorübergehende Verwirrtheitszustand die alleinige Ursache der kognitiven Störungen darstellt. Bestehen die Symptome deutlich länger als sechs Monate, dann können wir davon ausgehen, dass bei dem uns vorliegenden psychopathologischen Syndrom wahrscheinlich tatsächlich eine primäre Demenz – beispielsweise die Alzheimer-Krankheit – die Ursache sein könnte.

Eine primäre Demenz wird also im Ausschlussverfahren diagnostiziert: Es ist keine Depression, es ist kein Delir, es ist kein … usw. Letzte Gewissheit über die Form der Erkrankung kann nur eine umfassende medizinische Diagnostik einer demenziellen Erkrankung erbringen.

## Die Differenzialdiagnosen der Demenz

Zu den Differenzialdiagnosen einer Demenz, das heißt zu den Erkrankungen, die ähnliche Symptome wie eine Demenz aufweisen, gehören die Depression, das Mild Cognitive Impairment (MCI, Seite 15) und das Delir (Seite 16). Diese Erkrankungen müssen bei der korrekten Diagnosestellung einer Demenz in Betracht gezogen werden, da es ansonsten nicht nur zu einer falschen Diagnose, sondern auch zu einer falschen therapeutischen Behandlung der Betroffenen kommen kann.

**Die Depression**
Im Unterschied zu den kognitiven Einschränkungen bei einer Demenz sind die im Rahmen von Depressionen auftretenden kognitiven Defizite und Gedächtnisprobleme auch bei Menschen in einem höheren Lebensalter (über 65 Jahre) heilbar.[14]

Die frühzeitige ärztliche Diagnose und medikamentöse Behandlung der Depressionen ist entscheidend, denn Depressionen stellen einen hohen Risikofaktor für die Entwicklung einer Demenz dar. Oftmals treten sie im Vorfeld einer Demenz auf und erstrecken sich bei 40 bis 50 Prozent der an einer Demenz erkrankten Menschen regelmäßig wiederkehrend über den gesamten Verlauf der Erkrankung, wobei sie die Symptome der Demenz verstärken können.

Im frühen Stadium einer Demenz »spüren« die Betroffenen oftmals selbst den Verlust ihrer Fähigkeiten und Fertigkeiten. Dies kann einer der Auslöser für Depressionen sein. Entsprechend zeigen sich schwere Depressionen im frühen bis mittleren Stadium einer Demenz.

Typische Symptome sind Schlafstörungen, innere Unruhe und Aggressivität, Gedankenkreisen oder Grübeln, Appetitlosigkeit, Interesselosigkeit, Antriebslosigkeit und die Unfähigkeit, sich entscheiden zu können, bis hin zu Fehlwahrnehmungen und sozialem Rückzug.

Insbesondere am Anfang der Erkrankung ist es nicht leicht zu unterscheiden, ob es sich »nur« um eine Depression mit kognitiven Beeinträchtigungen handelt oder eine beginnende Demenz mit depressiven Begleiterscheinungen. Die Symptome einer depressiven Erkrankung ähneln denen einer Demenz; beispielsweise führen beide zu Gedächtnisstörungen.

Zur Behandlung stehen ärztliche beziehungsweise medikamentöse Maßnahmen zur Verfügung. Entscheidend für Sie als Angehörige sind allerdings die nicht-medikamentösen Maßnahmen und Kompetenzen, die Sie sich selbst aneignen und die eine sehr gute Wirkung bei demenzerkrankten depressiven Menschen erzielen können. Zu diesen Maßnahmen gehört zunächst die Entwicklung einer person-zentrierten Haltung (Seite 40). Damit können Sie trotz demenzbedingter sprachlicher Einschränkungen eine Beziehung zu Ihrem Familienmitglied aufbauen, für das bestmögliche Wohlbefinden des oder der Betroffenen Sorge tragen sowie gemeinsam die Alltagsgestaltung und die Tagesstruktur planen. Dazu sind insbesondere Menschen mit Demenz und einer Depression meist nicht mehr allein in der Lage, obwohl das Bedürfnis, »aktiv« zu bleiben und am Geschehen teilzuhaben, weiterhin bestehen bleibt.

Wir werden uns noch anschauen, wie Sie eine person-zentrierte Haltung entwickeln können (Seite 40), wie eine Planung der Alltagsgestaltung und Tagesstruktur (Seite 54) aussehen kann und welche psychischen oder seelischen Bedürfnisse von Menschen mit Demenz dabei entscheidend sind (Seite 34). Denn die Entwicklung solcher Kompetenzen ist nicht nur entscheidend für die Beziehung zu einem Menschen mit einer Demenz und einer Depression, sondern für das bestmögliche Wohlbefinden von Menschen, die mit einer Demenz leben, insgesamt.

**Das Mild Cognitive Impairment (MCI)**
Das Mild Cognitive Impairment (leichte kognitive Beeinträchtigung) stellt ein im

Durchschnitt zwei Jahre andauerndes Frühsyndrom von zu Demenz führenden Erkrankungen dar. Dieses Stadium ist zwischen dem durch den normalen Alterungsprozess zu erwartenden Rückgang der kognitiven Fähigkeiten und dem schwerer wiegenden Rückgang der Denkprozesse aufgrund einer eindeutig als Demenz zu erkennenden Erkrankung des Gehirns angesiedelt. Es ist gekennzeichnet durch Gedächtnisprobleme, Probleme mit der Sprache, dem Denken oder dem Urteilsvermögen.[15] Im Gegensatz zu Menschen mit der Alzheimer-Krankheit und anderen primären Demenzformen im frühen beziehungsweise beginnenden mittelschweren Stadium lässt sich bei Menschen mit MCI – wie bei gesunden älteren Menschen – die Gedächtnisleistung durch Gedächtnistraining verbessern.[16]

### Das Delir

Die Entwicklung eines Delirs (auch »akuter Verwirrtheitszustand« oder »Durchgangssyndrom«) hat insbesondere für Menschen mit einer leichten kognitiven Einschränkung oder einer Demenz weitreichende Konsequenzen, wenn es nicht erkannt und behandelt wird. Denn das Delir führt zu einem zusätzlichen massiven Zugrundegehen von Gehirnzellen und kann die Pflegebedürftigkeit Ihres Familienmitglieds drastisch erhöhen.[17]

Neben einem hohen Lebensalter von über 65 Jahren und einem gleichzeitigen Bestehen mehrerer Erkrankungen (Multimorbidität) wie Diabetes, Bluthochdruck (Hypertonie) und einer schleichenden Knochenerkrankung (Osteoporose) stellen leichte kognitive Einschränkungen oder eine Demenz einen der drei Hauptrisikofaktoren für die Entwicklung eines Delirs dar.

Das Delir tritt meist plötzlich auf und hat einen wechselnden (fluktuierenden) Verlauf. Die von einem Delir Betroffenen können unruhig, wütend und aggressiv sein (hyperaktives Delir), aber auch schläfrig, teilnahmslos sowie depressiv und ängstlich (hypoaktives Delir). Das Bewusstsein, die Orientierung, die Wahrnehmung, die Aufmerksamkeit und/oder das Denkvermögen der betroffe-

## Differenzialdiagnose Delir, Demenz und Depression[18]

| | Delir | Demenz | Depression |
|---|---|---|---|
| Beginn | plötzlich | schleichend | meist langsam |
| Tagesschwankungen | stark, klare (luzide) Zeitabschnitte, nachts schlechter | kaum | oft abends besser |
| Bewusstsein | gestört | klar | klar |
| Kognition | desorientiert | gesamt gestört | meist ungestört |
| Psychosomatik | gesteigert und/oder reduziert | meist nicht verändert | eher reduziert |
| Schlaf-Wach-Rhythmus | gestört bis zur Inversion | Durchschlafschwierigkeiten | Einschlafstörungen, frühes Erwachen |
| Affektivität | Angst, Schreckhaftigkeit | eher depressiv, verminderte Gefühlsäußerungen | depressiv |
| körperliche Symptome | Herzrasen, Schwitzen, Zittern | meist keine | meist keine |

nen Person können gestört sein, wobei auch Wahnvorstellungen und Halluzinationen auftreten können.

Der bekannteste Auslöser für ein Delir ist die Operation. Doch gibt es eine ganze Reihe weiterer delirauslösender Faktoren wie Flüssigkeitsmangel, Infektionen, Vergiftungen oder Nebenwirkungen bestimmter Medikamente.

Zwar tritt das Delir sehr häufig im Krankenhaus oder in Pflegeeinrichtungen auf – nicht zuletzt, weil es dort immer häufiger als ein solches erkannt wird. Doch sind Menschen mit einer leichten kognitiven Einschränkung oder einer Demenz, die bislang in vertrauter Umgebung unauffällig waren, besonders gefährdet, in Belastungssituationen wie beispielsweise einer fremden und hektischen Umgebung mit vielen fremden Gesichtern, ein Delir zu entwickeln.

Im Unterscheid zu einer Demenz ist das Delir heilbar, sobald die Ursache festgestellt und therapiert wird. Doch abgesehen von der ärztlichen, medikamentösen Therapie gibt es eine Reihe einfach durchzuführender und wirksamer nicht-medikamentöser Maßnahmen der Delir-Prävention und – sollte es dennoch zu einem Delir kommen – der Entängstigung und Reorientierung.

**Diese Maßnahmen können Sie selbst einleiten:**

- Achten Sie darauf, dass Ihr Familienmitglied alle benötigten Hilfsmittel wie Prothese, Brille und Hörgerät trägt. Das erleichtert Menschen mit Demenz die Orientierung.
- Die Überwachung einer ausreichenden Flüssigkeits- und Nahrungsaufnahme muss gewährleitet sein.
- Den Tag-Nacht-Rhythmus Ihres Angehörigen können Sie beispielsweise durch für Menschen mit Demenz geeignete Uhren und Kalender positiv beeinflussen.
- Unterstützen Sie Ihre Angehörige, ihre alltäglichen Gewohnheiten – soweit dies in fremder Umgebung möglich ist – weitgehend beizubehalten. Insbesondere bei stationären Aufenthalten in einem Akutkrankenhaus können von Ihnen mitgebrachte persönliche Gegenstände wie beispielsweise ein Kuscheltier, die neueste Ausgabe der Lieblingszeitschrift oder ein Rosenkranz bei religiösen Menschen sowie sichtbar aufgestellte Familienfotos wesentlich zur Entängstigung und Reorientierung beitragen.

# Die primären Demenzformen

Es gibt verschiedene primäre Demenzen. Bei allen Formen finden sich krankhafte Veränderungen im Gehirn, die sich mit der Zeit immer mehr verstärken.

Bei der fortschreitenden Demenz älterer Menschen liegt zu 60 Prozent eine Alzheimer-Krankheit vor.[19] Seltenere Demenzformen sind zum Beispiel die vaskuläre (die Blutgefäße betreffende) Demenz (Seite 23), die Lewy-Körperchen-Demenz (Seite 26) und die frontotemporale Demenz (Seite 27).

## Die Alzheimer-Krankheit

Die Alzheimer-Krankheit ist eine stets tödliche, ab Diagnosestellung im Mittel etwa fünf bis acht Jahre schleichend verlaufende Systemdegeneration. Bei der Alzheimer-Krankheit liegt eine neurodegenerative Krankheit (Hirnabbauerkrankung) vor, bei der es zu stetig fortschreitenden (progredienten) Veränderungen im Zentralnervensystem kommt, die mit dem Verlust von Synapsen einhergehen. (Über die Synapsen stehen die Nervenzellen in Kontakt zueinander.) Dabei kommt es auch zu einer Schrumpfung und dem Verlust von Nervenzellen.

Die Ursachen der Alzheimer-Krankheit sind bis heute nicht ausreichend erforscht und geklärt. Entsprechend kann die Alzheimer-Krankheit aktuell nicht geheilt werden. Was sich beschreiben lässt, sind die krankhaften Veränderungen im Gehirn und deren Auswirkungen – die Symptome:

**Makroskopische Veränderungen im Gehirn:** Makroskopisch äußert sich der Verlust von Nervenzellen in der Bildgebung des Gehirns (Craniales CT beziehungsweise CCT und MRT) durch ein Dünnerwerden der Gehirnwindungen, eine deutliche Verbreiterung der Gehirnfurchen und eine Größenzunahme der Gehirnventrikel, die das Gehirnwasser enthalten. Typisch für die Alzheimer-Krankheit ist eine anfangs geringe, im Verlauf aber fortschreitende (progrediente) und ausgeprägte, weitgehend symmetrische Hirnatrophie (Verlust von Gehirnsubstanz).

Die beiden auf mikroskopischer (nur mit dem Mikroskop zu erkennender) Ebene angesiedelten krankhaften Veränderungen wurden bereits 1906 von dem deutschen Psychiater und Neuropathologen Alois Alzheimer (1864–1915) beschrieben.

**Mikroskopische Veränderungen im Gehirn:** Unter dem Mikroskop zeigen sich auf den Nervenzellen eiweißhaltige Ablagerungen, sogenannte amyloide Plaques (von Altgriechisch »amyloid«: stärkeähnlich und Englisch »plaque«: Belag). Mit der Zeit sterben die Nervenzellen, die von dieser krankhaften Anhäufung von Zelleiweiß umgeben sind, ab. Die amyloiden Plaques breiten sich langsam aus, beginnend in der Hippocampusregion, anschließend im Temporallappen und zum Schluss über das gesamte Gehirn. Eine weitere krankhafte Veränderung sind neurofibrilläre Bündel oder Tangles (von Englisch »tangle«: wirres Knäuel, Gewirr). Sie liegen im Gegensatz zu den Plaques innerhalb der Nervenzellen und bestehen aus extrem abnormalen Fäden, die ein anderes krankhaftes Eiweiß enthalten, das sogenannte Tau-Protein. Die Anhäufung des Taus führt zum Verlust der Nervenzellstruktur sowie zum Funktionsverlust und Totalausfall der Nervenzellen in den oben beschriebenen Regionen (Abbildung Seite 20).

## Symptome der Alzheimer-Krankheit

Bei der Alzheimer-Krankheit treten verschiedene Symptome auf, die wir im Folgenden vorstellen:

**Abnahme der geistigen Leistungsfähigkeit** (Kognition): Das »Leitsymptom« und bekannteste Merkmal einer Demenz ist die

Gesundes Gehirn im Vergleich zu einem von der Alzheimer-Krankheit betroffenen Gehirn

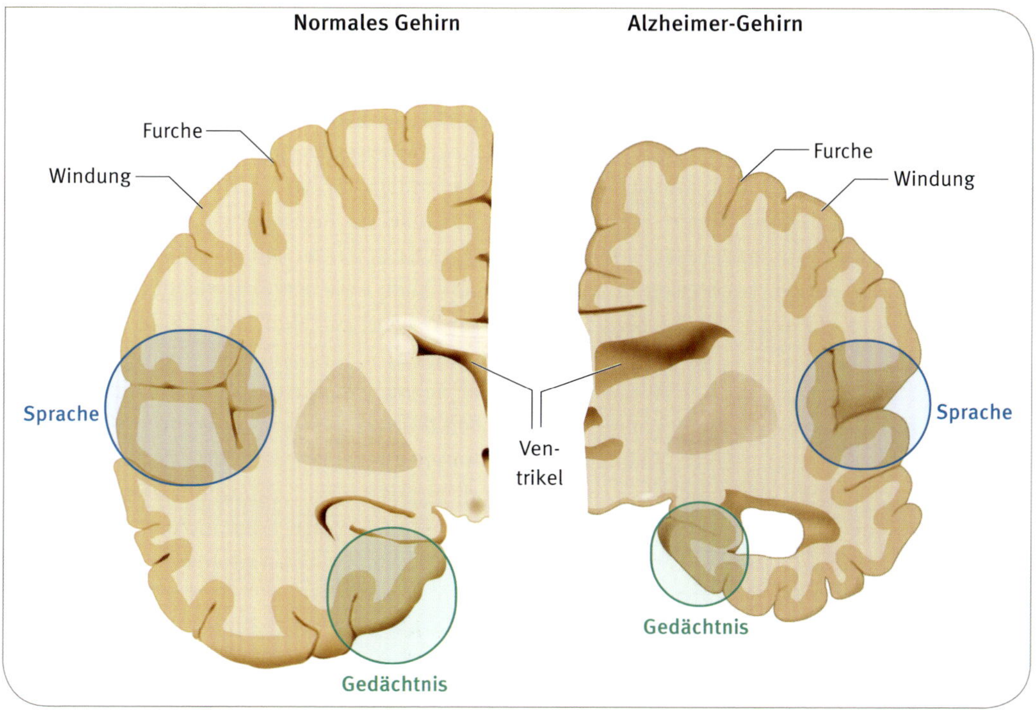

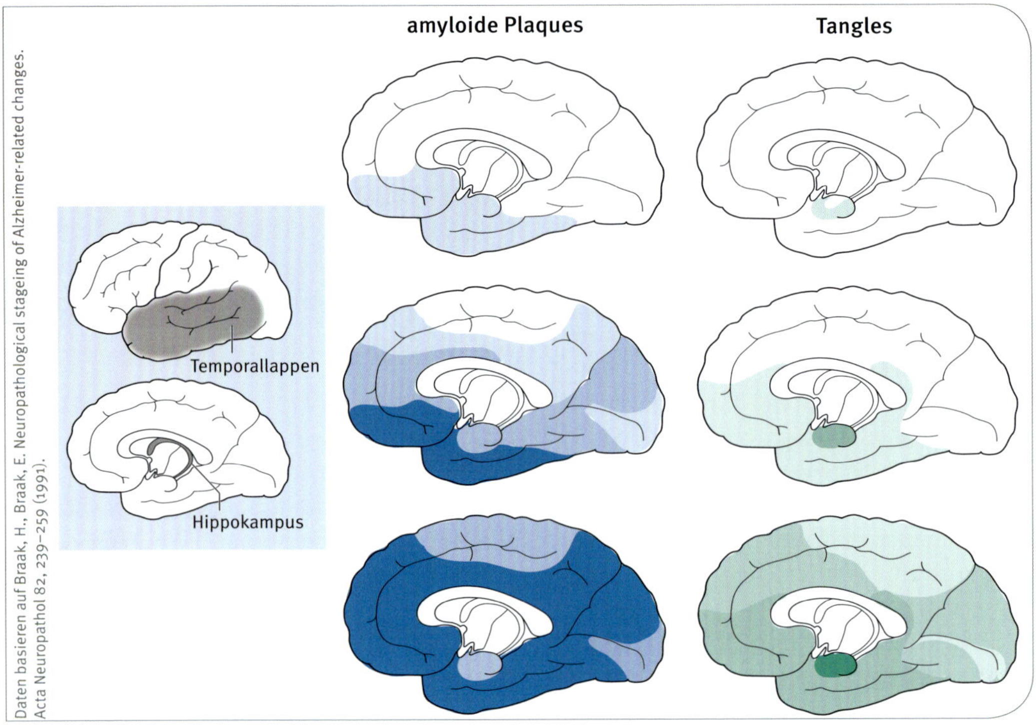


Ausbreitung von amyloiden Plaques und Tangles in verschiedenen Stadien der Alzheimer-Krankheit

Abnahme des Gedächtnisses oder die Vergesslichkeit (Amnesie). Bei von der Alzheimer-Krankheit Betroffenen zeigen sich über einen Zeitraum von mindestens sechs Monaten Einschränkungen der kognitiven Fähigkeiten beziehungsweise des Denkens und der Denkprozesse, die erhebliche Veränderungen im sozialen und/oder beruflichen Alltag zur Folge haben und eine deutliche Verminderung gegenüber früher darstellen. Allerdings reicht »Vergesslichkeit« allein nicht aus, um von einer Demenz beziehungsweise einer »Hirnleistungsstörung«[20] im engeren Sinne sprechen zu können. Das Syndrom muss mit einer erworbenen Störung von Gedächtnisfunktionen und mindestens einer weiteren kognitiven Einbuße auf den Gebieten der Sprache, des Handelns, des Erkennens und der Exekutivfunktionen einhergehen.

**Psychische Störungen, Verhaltensstörungen:** Die kognitiven Beeinträchtigungen werden gewöhnlich von Veränderungen der emotionalen Kontrolle, des Sozialverhaltens oder der Motivation begleitet; gelegentlich treten diese auch eher auf. Dabei kommt es oft und zunehmend auch zur Störung der Affektkontrolle, der emotionalen Kontrolle, der Motivation und des Antriebs wie auch des Sozialverhaltens. Die Störung des Sozialverhaltens kann begleitet werden von emotionaler Labilität, Reizbarkeit, Apathie beziehungsweise Teilnahmslosigkeit oder auch einer Vergröberung des Sozialverhaltens.

**Zunehmende Pflegebedürftigkeit, Verlust der Selbstständigkeit:** Letztlich erweisen sich die geistigen und damit einhergehend die körperlichen Einschränkungen als so schwerwiegend, dass es zunehmend zu einem »Verlust der Selbstständigkeit« auch bei grundlegenden Aktivitäten des täglichen Lebens der Betroffenen kommt.

## Verlauf und Schweregrade der Alzheimer-Krankheit

Am Ausmaß des Verlustes der Selbstständigkeit orientiert, lässt sich – ungeachtet der individuellen Besonderheiten des Krankheitsverlaufs und der Individualität jedes einzelnen Menschen mit Demenz – eine ganz allgemeine Einteilung des Krankheitsverlaufs in drei Schweregerade darstellen. Im Durchschnitt dauert jedes Stadium etwa drei Jahre. Wie lange die einzelnen Stadien der Erkrankung dann bei einer erkrankten Person tatsächlich andauern, kann im Einzelfall allerdings nicht vorhergesagt werden. Denn »bei hoher Ausgangsbegabung und großer ›kognitiver Reserve‹ kann ein beträchtlicher Leistungsabbau erfolgen, bevor die Kompensation erschöpft ist und wichtige Alltagskompetenzen verloren gehen«.[21]

### Leichte Demenz: kognitive Störungen

Bei einer leichten Demenz zeigen sich die kognitiven Störungen als Frühsymptome der Demenz. Als deutlichstes Symptom manifestiert sich die Gedächtnisstörung. Diese betrifft zu Beginn vor allem die Fähigkeit, neue Informationen und Inhalte dauerhaft aufzunehmen. Typischerweise können sich Personen mit der Alzheimer-Krankheit an neue Informationen und Inhalte auch dann nicht erinnern, wenn sie zu diesen Inhalten gezielte Hinweise erhalten. Auch können neue Inhalte zu einem späteren Zeitpunkt nicht oder nur sehr rudimentär wiedererkannt werden. Diese fortschreitende Gedächtnisstörung äußert sich beispielsweise durch das Vergessen neuer Erlebnisse, Gesprächsinhalte, Fakten und Vorhaben. Details von Reisen werden nicht mehr erinnert und den Handlungen von Filmen oder Büchern kann nicht mehr gefolgt werden. Das geparkte Auto wird nicht mehr gefunden und bei der zeitlichen und örtlichen Orientierung, insbesondere in fremder Umgebung, treten erste Defizite auf. Nicht nur werden Namen und Ereignisse oder Verabredungen vergessen, sondern als Folge der Gedächtnisstörung tritt auch eine zeitliche Desorientierung auf, wobei die Dauer und Abfolge von Sachverhalten nur unscharf erinnert werden und vertraute Dinge wie Schlüssel, Brillen oder Taschen, Geld oder Sparbücher verlegt werden. Insbesondere im mittleren Stadium können sich paranoide Wahnsymptome einstellen, bestohlen, vergiftet oder betrogen zu werden.

An viele Jahre zurückliegende Ereignisse und Begebenheiten, beispielsweise aus ihrer Jugend, erinnern sich die Betroffenen dagegen noch sehr gut, verbunden mit einem Gefühl der Sicherheit, das sie beim Erzählen von der Vergangenheit erleben und ein Stück weit zurückgewinnen. Dabei ist es nicht so, dass die Betroffenen – zumindest nicht in der Phase einer leichten Demenz – »in ihrer Vergangenheit leben«, vielmehr erleben und fühlen sie in den Geschichten, die sie von ihrer Vergangenheit erzählen, ihr Personsein im Hier und Jetzt.

Weiterhin zeigen sich auch erste Störungen des visuell-räumlichen Denkens, die sich im Alltag beispielsweise als Schwierigkeiten beim Schreiben, Rechnen, Basteln, Reparieren und Zusammenbauen, Uhren- und Kartenlesen äußern.

Erste Schwierigkeiten bei der Bewältigung des Alltags machen sich im frühen Stadium der Alzheimer-Demenz ebenfalls bereits bemerkbar, beispielsweise bei Geld-, Amts- oder Bankgeschäften oder auch der Benutzung von Küchen- oder anderen Haushaltsgeräten und bei der Benutzung von öffentlichen Verkehrsmitteln.

Auch zeigt sich bei noch bestehender Berufstätigkeit (was allerdings eher selten ist) eine Leistungsverschlechterung. Bei gesellschaftlichen Anlässen können Betroffene Gesprächen nicht mehr folgen, sich an eigentlich bekannte Personen namentlich nicht mehr erinnern oder versäumen Termine. Zwar erinnern sich die Betroffenen meist problemlos an länger zurückliegende Begebenheiten, nicht aber an aktuelle Geschehnisse.

Oftmals werden in Gesprächen die Gesprächsinhalte ständig wiederholt oder nochmals neu nachgefragt, wobei auch erste Wortfindungsstörungen auffallen können. Die Betroffenen finden nicht das richtige Wort, gebrauchen stattdessen Ersatzbegriffe (Verwandte statt Familie), Oberbegriffe (Kleidung statt Hose) oder Vermeidungs- und Umschreibungsstrategien (»das Ding mit dem ... Du weißt schon!«). Allerdings ist die Schwere der Sprachstörungen (Aphasien) während des weiteren Verlaufs der Erkrankung bis hin zum Zerfallen der Sprache zu einzelnen Worten oder Lauten nicht automatisch verbunden mit der gleichen Einschränkung des Wortverständnisses.

Die Betroffenen spüren häufig das Nachlassen ihrer Fähigkeiten und Fertigkeiten, wenn auch nicht in vollem Umfang. Deshalb führen die kognitiven Symptome nicht selten bereits zu Anfang der Erkrankung zu einem emotionalen Rückzug, zu einem Antriebsmangel oder zu einem Initiativverlust der Betroffenen. Vormals aktive Personen ziehen sich immer mehr zurück und meiden die Gesellschaft anderer Menschen.

**Mittelschwere Demenz: Verhaltensänderung**

Bei einer mittelschweren Demenz kommt es zu weiteren kognitiven Einbußen und einer weiteren Beeinträchtigung bei der Alltagsbewältigung, sodass der Mensch mit Demenz nun zunehmend und immer öfter auf die Hilfe anderer Menschen angewiesen ist, beispielsweise bei der Körperpflege, bei der Einnahme von Medikamenten, beim Telefonieren oder beim Kochen.

Während im frühen Stadium auf körperlicher Ebene keine Defizite vorliegen – außer dem Geruchssinn, der selten früh und deutlich gestört sein kann –, kommt es im mittleren Stadium häufig zu einer Störung des Schlaf-Wach-Rhythmus mit nächtlicher Unruhe, Umherirren oder Umherräumen in der Wohnung. Außerdem kann die Kontrolle über die Harnausscheidung nachlassen, was letztlich zu einer Inkontinenz führen kann.

Auch die Kontinuität des Erlebens und Erinnerns geht nun zunehmend verloren. Die Betroffenen leben phasenweise in der alten Vergangenheit, wähnen längst Verstorbene am Leben und fragen oder suchen nach ihnen, erkennen aber gleichzeitig ihre älter gewordenen Angehörigen nicht mehr. In der Folge des immer weiter fortschreitenden Realitätsverlustes können sich situativ Angst, Erregung, aber auch Zorn einstellen. Im mittleren und späten Stadium verlieren die von der Alzheimer-Krankheit Betroffenen zunehmend das »Wissen über ihre Lebenswelt und Biografie« und es kommt zu einem *»Verlust von Identität und Persönlichkeit«*. Dagegen kann die »Beschäftigung mit Erlebnissen, Wissen und Musikstücken aus der alten Vergangenheit [...] für Demenzkranke [...] sehr positiv erlebt werden und unvermutete Ressourcen aufdecken«.[22]

Mit entsprechender Unterstützung ist ein Leben zu Hause in bekannter Umgebung mit einem geregelten Tagesablauf für Menschen, die mit einer Demenz leben, noch möglich und trägt wesentlich, wenn nicht sogar entscheidend zum Wohlbefinden dieser Menschen bei. Allerdings kommt es nicht selten in fortgeschrittenen Demenzstadien zu einer hohen emotionalen Belastung für die Angehörigen.

**Schwere Demenz: schwere körperliche Beeinträchtigung**
Bei einer schweren Demenz kommt es in zunehmendem Maße zu weiteren und schweren Beeinträchtigungen der Wahrnehmung (Kognition), zu schweren körperlichen Symptomen und dadurch zu schweren Beeinträchtigungen bei der Verrichtung von elementaren Alltagsaktivitäten, sodass eine kontinuierliche Pflege, Betreuung und Hilfe beispielsweise beim Essen und Trinken, bei der Körperpflege oder bei der Ausscheidung notwendig werden.

Die Kontinuität des Erlebens ist nun aufgehoben und der Verlust der Sprache schreitet fort. Angehörige und die eigene Wohnung werden verkannt und ein regelmäßiger Schlaf-Wach-Rhythmus ist ohne die Gabe sedierender (beruhigender) Medikamente kaum noch möglich.

Betroffene, die früher leicht erregbar und zornig waren, können in dieser Phase ruhiger werden, wobei nicht selten eine Depression im Hintergrund steht. Allerdings können auch Angst, Unruhe und Gereiztheit in einem solchen Maße zunehmen, dass ein normaler Tagesablauf und die Betreuung zu Hause kaum mehr möglich sind.

Auf der körperlichen Ebene bestehen nun meist eine Urininkontinenz, Gangstörungen und Schluckstörungen. Durch motorische Unruhe, Schluckstörungen und mangelnden Appetit kommt es oftmals zu einem fortschreitenden Gewichts- und Kräfteverlust.

Charakteristisch für die Phase der schweren Demenz sind Apathie (Teilnahmslosigkeit), Mutismus (Stummheit) und Kachexie (starker Kräfteverfall) und Immobilität (aufgehobene Beweglichkeit).

Der Tod der Betroffenen tritt durch die Folgen des starken Kräfteverfalls oder durch interkurrente (hinzukommende) Erkrankungen wie eine Lungenentzündung ein.

## Seltenere primäre Demenzformen

Die vier für uns wichtigsten primären Demenzformen sind neben der Alzheimer-Krankheit die vaskuläre (die Blutgefäße betreffende) Demenz, die Lewy-Körperchen-Demenz und die frontotemporale Demenz. Auch seltene neurologische Erkrankungen gehören dazu, auf die wir hier nicht weiter eingehen werden.

### Die vaskuläre Demenz

Die vaskuläre (gefäßbedingte) Demenz stellt nach der Alzheimer-Krankheit die zweithäufigste Demenzursache dar. Sie ist gekennzeichnet durch einen plötzlichen, abrupten Beginn. Denn in der Regel stehen die

Fortsetzung auf S. 26

# Der Uhrentest

Besteht der Verdacht auf Demenz, ist der Uhrentest ein gutes Hilfsmittel. Er ist sehr einfach in der Durchführung, denn man braucht dazu nur ein Blatt Papier und einen Stift.

Einen interessanten Einblick in die Störungen der räumlichen Konstruktionsfähigkeit und des logischen und abstrakten Denkens, unter denen Menschen mit Demenz leiden, gewährt der sogenannte Uhrentest (Clock Drawing Test). Er untersucht die Fähigkeit, in einem leeren Kreis zunächst die Zahlen einzutragen, wie sie auf einem normalen Zifferblatt angeordnet sind. Anschließend gilt es, die Zeiger so einzuzeichnen, dass die Uhrzeit »10 Minuten nach 11 Uhr« angezeigt wird.

Im frühen Stadium der Alzheimer-Krankheit fällt es Betroffenen bereits schwer, die Zeiger korrekt zu positionieren, und einige Betroffene können die Uhr schon nicht mehr korrekt zeichnen. Im mittleren Stadium gelingt das Einzeichnen der Zeiger nur noch mit erheblichen Schwierigkeiten und auch das Zeichnen der Uhr klappt häufig nicht mehr. Im späten Stadium gelingt es gar nicht mehr, die Ziffern räumlich korrekt in den leeren Kreis einzuzeichnen. Dagegen können Betroffene eine Uhr mit Zeigern und Ziffern auch im mittleren Stadium der Erkrankung noch gut ablesen.

» Durchführung des Uhrentests und Ergebnisse in verschiedenen Stadien der Alzheimer-Erkrankung, beginnend vom ersten fortgeschrittenen bis hin zum zweiten fortgeschrittenen Stadium.

Der Uhrentest kann zwar eine kognitive Störung anzeigen, er lässt aber keine Aussage hinsichtlich der hinter den Störungen stehenden Grunderkrankung zu. Ist dagegen eine Alzheimer-Krankheit diagnostiziert und das Stadium der Erkrankung bekannt, zeigen Beispiele des Uhrentests aus den verschiedenen Stadien der Erkrankung eine zunehmende Desorganisation von Ziffern- und Zeigereintrag in den höheren Krankheitsstadien.

**Normale Durchführung des Uhrentests**

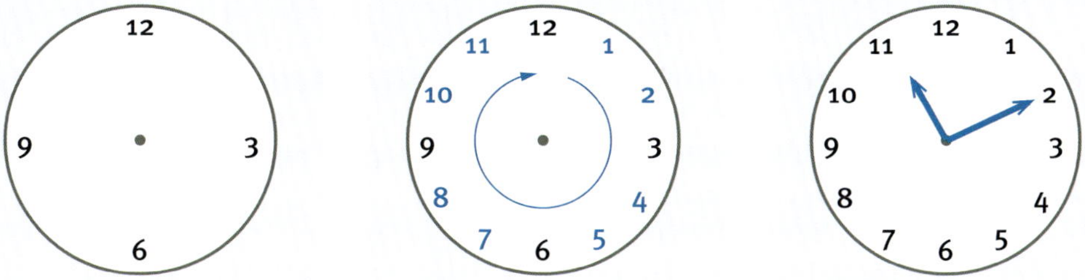

**1. Schritt:**
räumliche Aufteilung

**2. Schrift:**
Ergänzung der Zahlen

**3. Schritt:**
abstraktes Denken, z.B. die Zeiger auf „10 nach 11" stellen

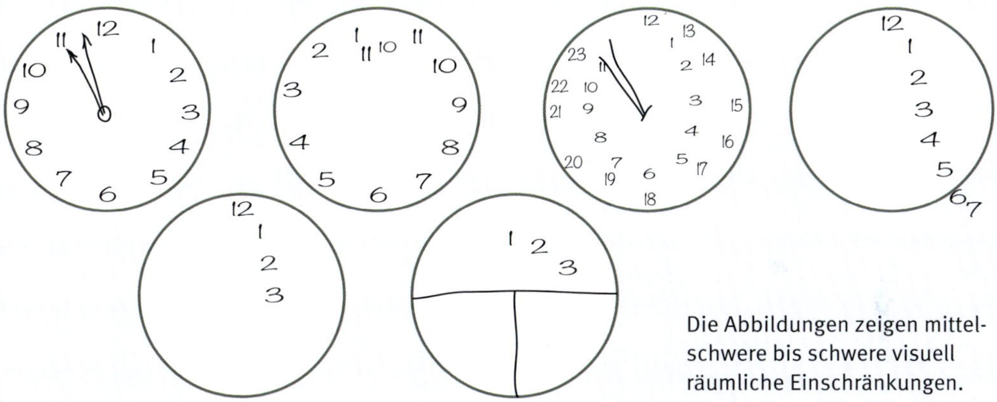

Die Abbildungen zeigen mittelschwere bis schwere visuell räumliche Einschränkungen.

Nach der Skala von Kenneth Schulman wird der Uhrentest mit 1 bis 6 Punkten bewertet:[23]

- 1 Punkt: Perfekte Uhr mit richtiger Zeigerstellung (keine Einschränkung erkennbar).
- 2 Punkte: Leichte Fehler, Ziffern haben beispielsweise ungleichmäßige Abstände (leichte visuell-räumliche Einschränkung).
- 3 Punkte: Richtige Uhr, aber fehlerhafte Uhrzeit.
- 4 Punkte: Eintragen der Uhrzeit unmöglich. Unregelmäßige Ziffern, fehlende Ziffern, mehr als zwölf Ziffern, gegen den Uhrzeigersinn eingetragene Ziffern (mittelschwere visuell-räumliche Einschränkung).
- 5 Punkte: Zusätzlich zu 4 weitere Auffälligkeiten, beispielsweise zusätzlich eingezeichnete Kreise (schwere visuell-räumliche Einschränkung).
- 6 Punkte: Es wurde gar keine Uhr gezeichnet oder nichts, das einer Uhr ähnlich ist.

kognitiven Veränderungen der Betroffenen im Zusammenhang mit einer Ischämie (Unterversorgung des Gehirns mit Blut) und den daraus resultierenden Defekten im Hirngewebe (Infarkt) sowie der Schädigung oder Zerstörung von Nervenfasern. Eine der häufigsten Ursachen ist die krankhafte Verengung von kleinsten Gefäßen (mikroangiopathische Veränderungen), beispielsweise als Folge von Bluthochdruck, Diabetes mellitus oder Fettstoffwechselstörungen.

Hierbei sind wiederum eine ganze Reihe verschiedener Formen vaskularer Schädigungen des Gehirns zu unterscheiden, zu denen die Multiinfarktdemenz und Mischformen aus Alzheimer-Krankheit und vaskulärer Demenz gehören.

Neben fokal-neurologischen Symptomen (durch lokal begrenzte Schädigungen von Hirngewebe bewirkte Funktionsstörungen an einer anderen Körperstelle) wie Hemiparese (Halbseitenlähmung), Sprach- und Schluckstörungen, Gangstörungen und Miktionsstörungen (Störungen beim Wasserlassen) zeigen sich am Anfang oftmals eine psychomotorische Verlangsamung sowie Störungen der Exekutivfunktionen (reduzierte Belastbarkeit bei komplexen Tätigkeiten, Multitasking-Intoleranz, abnehmende geistige Flexibilität, herabgesetzte Aufmerksamkeit usw.). Eine Gedächtnisstörung muss nicht vorhanden sein, kann aber hinzutreten. Im Vordergrund stehen vor allem eine herabgesetzte Aufmerksamkeit und eine Verlangsamung der Denkprozesse. Die Betroffenen sind nicht selten depressiv, unterliegen starken Stimmungsschwankungen oder leiden unter herabgesetztem Antrieb.

Im Verlauf kommt es häufig zu weiteren Infarkten. Sie lassen sich kaum verhindern, weil nicht nur der Blutdruck behandelt werden müsste, sondern *alle* an der Erkrankung ursächlich beteiligten Faktoren. Bei weiteren Infarkten zeigt sich ein stufenförmiger Verlauf der Erkrankung und der Verschlechterung der Fähigkeiten und Fertigkeiten der Betroffenen.

### Die Lewy-Körperchen-Demenz

Die Bezeichnung Lewy-Körperchen-Demenz, auch Lewy-Body-Demenz (von Englisch »body« für Körper), geht auf den deutsch-US-amerikanischen Neurologen, Psychiater und Neuropathologen Friedrich H. Lewy (1885–1950) zurück. Nach seinem Medizinstudium arbeitete Lewy ab 1910 an der Psychiatrischen Klinik in München im Labor von Alois Alzheimer. Diesem folgte er 1912 nach Breslau und war bis zum Beginn des Ersten Weltkrieges Leiter des Labors von Alzheimer.

Von Bedeutung ist die Lewy-Körperchen-Demenz vor allem durch ihre enge Verwandtschaft mit der Parkinson-Erkrankung. Bereits im Frühstadium der Erkrankung leiden die Betroffenen oftmals an Inkontinenz und einem niedrigen Blutdruck, der zu wiederholten Stürzen führt, bei denen die Betroffenen für kurze Zeit das Bewusstsein verlieren können.

Nach etwa einem Jahr können typische Parkinson-Symptome auftreten wie das Zittern der Hände, eine Verlangsamung der Bewegungsabläufe, Muskelsteife und eine reduzierte Mimik. Das Auftreten der Symptome schwankt meist stark während eines Tages oder tagesweise. Einmal erscheinen die Betroffenen unbeeinträchtigt von der Erkrankung, dann zeigen sich plötzlich wieder ausgeprägte Zeichen der Erkrankung.

Verursacht wird der Verlust von Gehirnzellen durch Zusammenballungen des Proteins Alpha-Synuklein – den von Lewy entdeckten »Körperchen« – im Inneren der Zellen. Die Ausbreitung der Zusammenballungen beginnt in Zellverbänden, die für die Koordinierung der Bewegungsabläufe zuständig sind und unterhalb der Großhirnrinde liegen. Betroffen sind darüber hinaus auch mehrere Abschnitte der Hirnrinde im Stirnhirn, Schläfenlappen und Scheitellappen. Deshalb leiden die Betroffenen nicht nur unter Bewegungsstörungen, sondern unter einer Kombination von Bewegungsdefiziten und kognitiven Einschränkungen wie beispielsweise Sprachstörungen, die sich im späteren Verlauf der Erkrankung zeigen.

Zwingend für das Vorliegen einer Lewy-Körperchen-Demenz ist das Auftreten von szenischen, in der Art einer bühnenmäßigen Inszenierung auftretenden Halluzinationen, beispielsweise der Besuch von merkwürdigen und fremden Gestalten oder unerwünschten Gästen, von denen die Betroffenen berichten.

Fatal wirkt sich die falsche Diagnose einer Psychose aus, bei der die Betroffenen Antipsychotika (Neuroleptika) zur Reduzierung der Halluzinationen erhalten. Denn Menschen mit einer Lewy-Körperchen-Demenz reagieren bereits auf geringe Dosierungen dieser Psychopharmaka mit dem Auftreten übersteigerter Nebenwirkungen. Die Bewegungen werden steifer oder es ist den Betroffenen gar nicht mehr möglich, sich zu bewegen. Hochgradige Schluck- und Sprachstörungen kommen hinzu.

Wie im Falle der Alzheimer-Krankheit werden die Betroffenen im Verlauf der Erkrankung immer bewegungsunfähiger und letztlich bettlägerig mit starken Schluckstörungen und versterben aufgrund des Kräfteverfalls meist ebenfalls an einer Lungenentzündung.

## Die frontotemporale Demenz

Unter einer frontotemporalen Demenz versteht man eine Demenz, die durch eine krankhafte Veränderung (beispielsweise aufgrund von Durchblutungsstörungen oder Entzündungen) des Vorderhirnbereichs gekennzeichnet ist. Dabei kommt es im Stirnhirn und im vorderen Teil des Schläfenlappens zu regional begrenzten Ausfällen von Nervenzellen. Über die Symptome entscheiden die Abschnitte der Hirnrinde, die primär betroffen sind. Ist das Stirnhirn besonders in Mitleidenschaft gezogen, entstehen ausgeprägte Verhaltensänderungen.

### Schädigungen des Stirnhirnlappens

Bei der sogenannten Verhaltensvariante der frontotemporalen Demenz stehen subtile Verhaltensänderungen im Vordergrund. So können sich soziale Umgangsweisen, Gefühle, Empathie, Ess- und Sexualverhalten oder der Umgang mit Geldangelegenheiten langsam verändern und durch Maßlosigkeit oder Gleichgültigkeit gegenüber anderen Personen gekennzeichnet sein. Manchmal kann auch ein passives Verhalten im Vordergrund stehen.

Mit Fortschreiten der Demenz werden die Verhaltenssymptome immer ausgeprägter und sind oft für das soziale Umfeld nur noch schwer erträglich. Psychische Symptome wie Angst, Depression, Manie, Halluzinationen und Psychosen können im Verlauf auftauchen und führen am Anfang oft zu Fehldiagnosen. Im Gegensatz zu anderen Demenzen können sich bei der Verhaltensvariante der

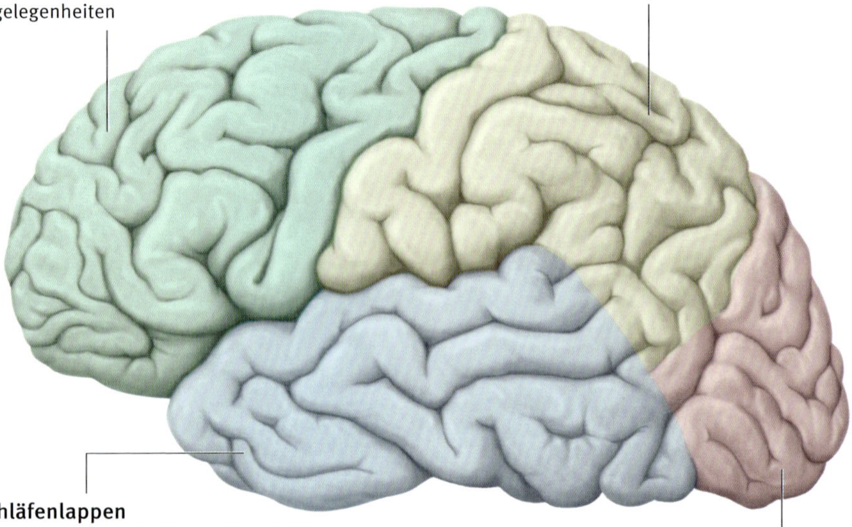


nach: Schünke M, Schulte E, Schumacher U. PROMETHEUS LernAtlas, Grafiken: Voll M, Wesker K; Thieme; 2022

Abschnitte und Funktionen der Hirnrinde

temporalen Demenz bereits sehr früh Verhalten und Persönlichkeit der Betroffenen ändern. Gedächtnisstörungen zählen zwar nicht zu den Frühsymptomen, insgesamt sehen sich die Angehörigen bei dieser Variante der frontotemporalen Demenz aber vor ganz andere Probleme gestellt als Angehörige von Personen mit der Alzheimer-Krankheit. Die früh auftretenden psychischen Veränderungen bei dieser Variante der Demenz führen nicht selten zu schweren Konflikten in der häuslichen Umgebung und machen eine stationäre psychiatrische Behandlung notwendig.

### Schädigungen der Schläfenlappen

Schädigungen der Schläfenlappen äußern sich in zwei verschiedenen Störungen der Sprache, je nachdem, welche Zentren des Sprachsystems sie betreffen: die nicht-flüssige progrediente Aphasie und die semantische Demenz.

Bei der nicht-flüssigen fortscheitenden Sprachstörung (nicht-flüssige progrediente Aphasie) stehen Veränderungen der sprachlichen Ausdrucksfähigkeit im Vordergrund. Die Betroffenen zeigen ausgeprägte Wortfindungsstörungen, sprechen mit großer Anstrengung und oft mit Fehlern in Grammatik oder Aussprache. Gedächtnis, Denkvermögen, Orientierung und Funktionsfähigkeit im Alltag können lange erhalten bleiben.

Bei der semantischen Demenz zeigen sich Veränderungen des Sprachverständnisses mit Verlust des Wissens um die Bedeutung von Wörtern, später auch von Gesichtern von Angehörigen und engen Bekannten. Der sprachliche Ausdruck ist bei vermindertem Wortschatz flüssig und grammatikalisch korrekt.

Beide Demenzformen zeigen im Anfangsstadium meist nur sprachliche Auffälligkeiten und sind oftmals schwer von der Alzheimer-Krankheit zu unterscheiden. Spätestens im Verlauf stellen sich jedoch bei den meisten Betroffenen mit semantischer Demenz ebenfalls Veränderungen der Persönlichkeit und des Verhaltens ein.

### Schädigungen von Hinterhaupts- und Scheitellappen

Auch der Hinterhauptslappen kann befallen sein. Dies stellt zwar keinen lebensbedrohlichen Zustand dar, kann jedoch zu einer Unfähigkeit führen, Gegenstände zu erkennen und sich an sie zu erinnern (visuelle Agnosie), bis hin zur Blindheit. Ist der Scheitellappen, der an den Hinterhauptslappen anschließt, mitbefallen, kommt es zu Störungen der Aufmerksamkeitsprozesse und der sensorischen Empfindungen beziehungsweise der Informationen, die über Sehen, Hören, Riechen, Schmecken und Tasten wahrgenommen werden.

# Die Bedeutung der Genetik für Demenzerkrankungen

Viele Menschen wollen wissen, ob Demenz erblich ist, insbesondere, wenn Angehörige in der Familie erkrankt sind. Darüber habe ich mit Frau Dr. med. Katharina Geschke gesprochen.

**Ist die Alzheimer-Erkrankung vererbbar?**
Ja, es gibt seltene erbliche Formen, wahrscheinlich sind ein bis drei Prozent der Alzheimer-Erkrankungen vererbt. Häufigere autosomal-dominante Mutationen finden sich auf dem PSEN1-, PSEN2- und APP-Gen. Autosomal-dominant bedeutet, dass, wenn eines dieser Gene Mutationen aufweist, die Alzheimer-Erkrankung ganz bestimmt entstehen wird, meistens auch schon sehr früh, etwa zwischen dem 45. und 65. Lebensjahr. Es bedeutet auch, dass wenn ein Elternteil eine Mutation hat, eine 50 %ige Wahrscheinlichkeit besteht, dass das Kind ebenfalls diese Mutation haben wird.

**Ist ein Test auf eine Alzheimer-Erkrankung empfehlenswert?** Grundsätzlich besteht die Möglichkeit, sich auf eine Alzheimer-Erkrankung testen zu lassen, ich empfehle diesen Test im Allgemeinen nicht. Ein solcher Test wird nur nach ausführlicher humangenetischer Beratung bei einem Menschen mit Demenzerkrankung und einem Verdacht auf eine genetische Variante, zum Beispiel bei jungem Erkrankungsalter, durchgeführt. Erst wenn bei dem Menschen mit der Demenzerkrankung eine genetische Mutation nachgewiesen werden konnte, können sich dessen Angehörige ebenfalls nach ausführlicher humangenetischer Beratung auch auf diese Genmutation testen lassen. Bei der Beratung wird unter anderem darüber gesprochen, welche Konsequenzen der Nachweis einer Mutation haben könnte, und die Vor- und Nachteile des Wissens gegenüber denen des Nicht-Wissens werden gemeinsam abgewogen.

**Was können wir uns unter der Epigenetik vorstellen?** Durch Umwelteinflüsse können epigenetische Veränderungen unserer Gene entstehen. Diese Veränderungen bestimmen die Aktivität unserer Gene, sozusagen als Gen-Regulatoren. Bei dieser Regulation kann es auch zu Fehlregulation kommen. Verschiedene Studien zeigen, dass epigenetische Veränderungen bei der Entstehung bestimmter Krankheiten wie Krebs und Herz-Kreislauf-Erkrankungen, aber auch der Alzheimer-Erkrankung eine Rolle spielen können. Wenn wir es schaffen, diese epigenetischen Veränderungen und die Genregulation zu beeinflussen, können wir vielleicht auch auf den Verlauf der Alzheimer-Erkrankung einwirken.

**Könnten gestörte Erinnerungsprozesse durch Genregulation wieder verbessert werden?**
Eine typische Störung bei Menschen mit Demenz ist der Überführungsprozess von Informationen aus dem Kurzzeitgedächtnis in das Langzeitgedächtnis. Die Hoffnung ist, diesen gestörten Prozess wieder »in Gang« zu bringen. Es wird daran geforscht und beispielsweise an Mäusen konnte man Ähnliches bereits zeigen.

**Können Medikamente die Epigenetik in Hirnzellen von Alzheimer-Patienten verändern?**
Seit einigen Jahren läuft in Deutschland eine Vorstudie zur Verträglichkeitsprüfung eines solchen Medikaments. Allerdings sollten wir aktuell keine Erwartungen hegen. In den letzten Jahrzehnten sind schon viele vermeintliche Wundermittel gegen Alzheimer gefunden und beworben worden. Keines hat bisher seine Versprechen halten können. Es wird geforscht und irgendwann werden wir die Ursache für die Alzheimer-Erkrankung und auch für andere Demenzformen kennen und sie dann auch heilen können.

**Welche Bedeutung kommt beim Altwerden einem aktiven und erfüllten Leben zu?**
Eine sehr große Bedeutung! Aktuell gibt es nichts Besseres, als all seine Gehirnzellen und Verknüpfungen zwischen den Gehirnzellen sehr aktiv zu nutzen und sie zu fördern. Dadurch verlangsamt man deren Abbau wesentlich. Studien zeigen, dass kognitive, körperliche und soziale Aktivitäten der Entwicklung von Demenzerkrankungen vorbeugen.

**Können Sie Tipps für die häusliche Betreuung von Angehörigen mit einer Demenz geben?**
1. Eine frühe fachgerechte Diagnose.
2. Eine gute Aufklärung und Beratung über die Erkrankung.

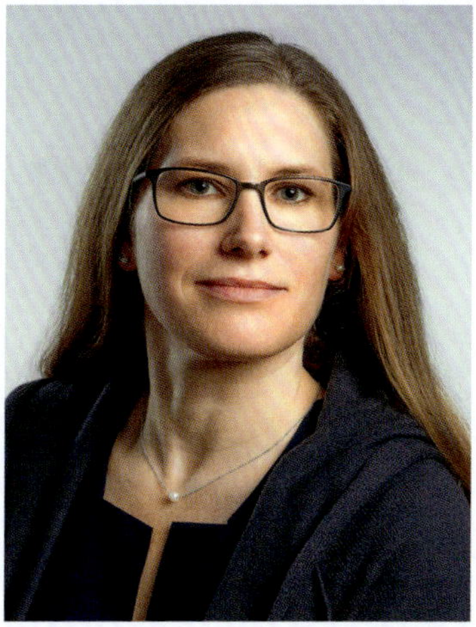

3. Reden Sie über Ihre gemeinsame Zukunftsplanung, solange es noch geht. Wie stellen Sie und Ihr Familienmitglied sich die Betreuung und Versorgung vor, wenn die Demenz weiter fortschreitet? Fertigen Sie gemeinsam eine Vorsorgevollmacht an.
4. Wenn Ihr Familienmitglied mit Demenz anders als erwartet reagiert oder herausfordernde Verhaltensweisen zeigt, suchen Sie nach der Ursache. Manchmal sind es einfache Dinge wie Hunger, Müdigkeit, Überforderung, manchmal muss man kreativer sein. Versuchen Sie, soweit es geht, auf Medikamente gegen herausfordernde Verhaltensweisen (in der Regel Antipsychotika) zu verzichten. Diese können relevante Nebenwirkungen haben.
5. Achten Sie darauf, Ihre Paarbeziehung so lange wie möglich aufrechtzuerhalten, machen Sie schöne Dinge zusammen. Weisen Sie nicht auf Defizite hin, legen Sie Ihre Aufmerksamkeit auf all das, was noch möglich ist.
6. Sorgen Sie auch gut für sich. Nur solange es Ihnen gutgeht, kann es Ihrem Familienmitglied mit Demenz auch gutgehen. Suchen Sie sich Unterstützung, noch bevor Sie Hilfe dringend brauchen.

# Das Kollabieren der Sozialbeziehungen

Um die psychischen Bedürfnisse von Menschen mit Demenz zu erkennen und auch zu befriedigen, ist es wichtig, dass wir uns ihre »Lebenswelt« bewusst machen.

Wir haben bereits eine ganze Reihe von Einschränkungen bei Menschen mit Demenz kennengelernt. Dazu gehören die kognitiven Störungen der Hirnleistungsprozesse wie Gedächtnisstörungen oder Sprachstörungen. Hinzu treten psychische Störungen wie beispielsweise Angst oder Depression, weiterhin Störungen des sozialen Verhaltens, die von körperlichen Defiziten wie etwa einer Harninkontinenz begleitet werden. Darüber hinaus verlieren Menschen mit Demenz zunehmend den Sinn für die Realität, leiden an Halluzinationen und Verkennungen. Entscheidend ist der Gesamtkomplex der Einschränkungen, der uns dahin führt, wie Menschen mit Demenz in der Regel ihren Alltag erleben, einen Alltag, der oftmals zutiefst von Ängsten und Verlusten geprägt ist.

## Die »Lebenswelt« des Menschen mit Demenz

Der Mensch, der mit einer Demenz lebt, hat Angst vor sich selbst, denn er scheint sich selbst nicht länger trauen zu können, findet den »roten Faden« nicht mehr, der ihn aus dem eigenen seelischen Labyrinth herausführen könnte. Dazu kommt die Angst vor den anderen, die ihn nicht hören, nicht verstehen, nicht annehmen und nicht in ihrer Mitte haben wollen und sich dabei äußerst merkwürdig verhalten. Schließlich ist da noch die Angst vor der Welt, die nicht länger die »Schmuck-Ordnung« (Kosmos) darstellt, die sie einmal für die antiken Griechen war, sondern sich zusehends in ein Chaos verwandelt, in dem er sich selbst zeitlich und räumlich nicht länger verorten kann.

Um es mit den Worten des deutschen Philosophen Hans Blumenberg (1920–1990) zusammenzufassen: »Die Angst ist auf den unbesetzten Horizont der Möglichkeiten dessen, was herankommen mag, bezogen. Nur deshalb kann sie, in maximierter Größe, als ›Lebensangst‹ auftreten.«[24]

Der Prozess zunehmender Beeinträchtigung kognitiver Fähigkeiten führt uns darüber hinaus zu der »Angst, mit dem Verlust der Selbstkontrolle auch die Würde zu verlieren«[25] und auf die »mit Fortschreiten einer Demenz anwachsende Angewiesenheit auf Unterstützung durch andere Menschen«.[26] Denn Menschen mit Demenz sind oftmals nicht mehr in der Lage, ihren Stress und ihre Impulse selbst zu kontrollieren und zu hemmen und sich selbst zu beruhigen.

Dabei ist gerade das am wichtigsten, was diesen Menschen zunehmend immer schwererfällt und von ihrer Seite aus letzten Endes gar nicht mehr gelingt: die Beziehung zu anderen Menschen. Denn Menschen mit Demenz wissen nicht mehr, wie man eine Beziehung zu anderen Menschen herstellen und mit ihnen Kontakt aufnehmen kann. Wenn Begegnung stattfindet, fühlt der Mensch mit Demenz sich meist nicht verstanden, da sein Gegenüber höchst irritiert zu sein scheint, stets bereit zur Flucht.

## Die »Lebenswelt« der Pflegenden

Für Kitwood zeigt sich hier eine spezielle Dynamik, die uns vor Menschen mit Demenz oftmals die Flucht ergreifen lässt, »fast so, als zögen sie eine besondere Art der Unmenschlichkeit [...] auf sich, und zwar auch dann, wenn diese von freundlichen und wohlmeinenden Menschen ausgeht«.[27]

Dies scheint eine Reaktion auf Ängste zu sein, die bei uns allen teilweise auf unbewusster Ebene bestehen: »Zunächst – und ganz natürlicherweise – fürchtet sich jeder Mensch davor, gebrechlich und in hohem Maße abhängig zu werden. [...] Hinzu kommen die Angst vor einem sich über lange Zeit hinziehenden Sterbeprozess und die Angst vor dem Tod an sich. Zweitens tragen wir Ängste vor geistiger Instabilität in uns. Der Gedanke, wahnsinnig, geistesgestört, für immer in Verwirrtheit verloren zu sein, ist erschreckend. [...] Am furchtbarsten Ende dieser Erfahrungen liegt das Reich des ›Nicht-Seins‹, wo sogar die Empfindung des Selbst ausgehöhlt ist«.[28]

Für Kitwood muss ein Weg gefunden werden, der uns diese Ängste erträglich macht und es uns ermöglicht, dass wir »uns über unsere eigenen Ängste und Formen der Abwehr hinausbewegen, sodass wahre Begegnungen und lebensspendende Beziehungen wachsen können«. Einer dieser Wege ist der Weg der person-zentrierten Pflege, der nicht die Erkrankung, sondern die Person hinter der Krankheit ins Zentrum stellt beziehungsweise, wie Kitwood es formuliert: »Unser Bezugsrahmen sollte nicht länger die Person-mit-DEMENZ, sondern die PERSON-mit-Demenz sein«.[29]

Ohne einen Menschen, der in der Lage ist, eine solche »wahre« und »lebensspendende« Beziehung mit der Person mit Demenz einzugehen, ist die Lebenswelt des an Demenz erkrankten Menschen unerträglich.

Deshalb brauchen Menschen mit Demenz Mitmenschen, die in der Lage sind, mit ihnen eine Beziehung einzugehen, die ihnen ein Stück weit ihre Unsicherheiten und Ängste nehmen, ihren Tagesablauf koordinieren und ihnen das Gefühl geben, als gleichwertige Personen »gehört, verstanden und angenommen [...] sowie mit anderen verbunden« zu sein. Denn »Beziehungen zählen zu den wesentlichen Faktoren, die aus der Sicht von Menschen mit Demenz Lebensqualität konstituieren und beeinflussen«.[30]

## Die wichtigsten psychischen Bedürfnisse

Wir können davon ausgehen, dass die folgenden psychischen Bedürfnisse bei uns allen vorhanden und mehr oder weniger offensichtlich sind. Bei Menschen mit Demenz, die wesentlich verletzlicher und oftmals von sich aus nicht in der Lage sind, Initiativen zur Befriedigung ihrer Bedürfnisse zu ergreifen, treten sie jedoch deutlicher hervor. Wenn die Befriedigung dieser Bedürfnisse gelingt, ist es Menschen mit Demenz möglich, in der Beziehung zu anderen Menschen als Personen ins Leben integriert zu bleiben. Dabei beinhaltet das Erfüllen eines dieser Bedürfnisse bis zu einem gewissen Grad auch die Erfüllung der anderen Bedürfnisse. Kitwood hat die wichtigsten Bedürfnisse von Menschen mit Demenz mithilfe des Bildes einer Blume mit fünf Blütenblättern dargestellt, die sich im Herzen der Blume – der Liebe – vereinen. Unter Liebe versteht Kitwood »eine großzügige, verzeihende und bedingungslose Annahme, ein emotionales Geben von ganzem Herzen, ohne die Erwartung einer direkten Belohnung«.[31]

Die wichtigsten psychischen Bedürfnisse von Menschen mit Demenz

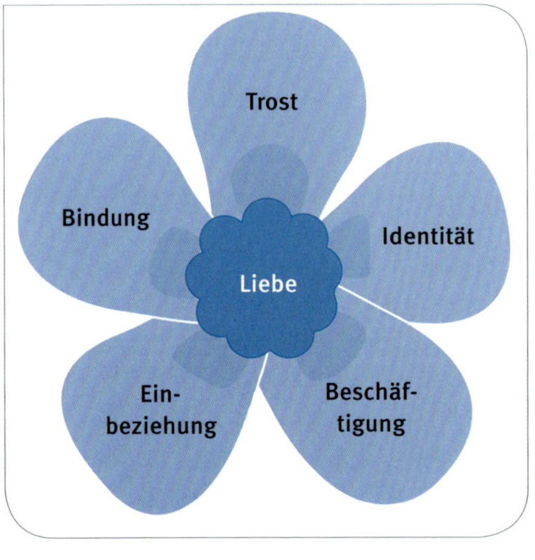


### Trost (comfort)

Das englische Wort »comfort«, auf das sich Kitwood bezieht, geht über die Bedeutung des deutschen Wortes »Trost« hinaus. Es umfasst die psychische und körpersprachliche Bedeutungsebene im Sinne eines Spendens von Trost und Beruhigung, beispielsweise durch die Geste eines verständnisvollen Kopfnickens oder das zärtliche Halten einer Hand, »das Reichen eines Taschentuchs oder das Abwischen von Tränen, eine zärtliche umfassende Umarmung, ein gemeinsames rhythmisches Hin- und Herwiegen oder das Streicheln über den Rücken«.[32] Es umfasst auch das »Gefühl der Sicherheit, das aus dem nahen Beieinandersein erwächst«.[33] Und es beinhaltet ebenfalls eine physische Dimension körperlichen Wohlbefindens und der Erfahrung von Gemütlichkeit, die beispielsweise ein einfach und freundlich eingerichtetes Zimmer ausstrahlt. All diese Dimensionen sind gemeint, wenn es darum geht, einem Menschen mit Demenz, dessen Dasein von zahleichenen Verlusten bedroht ist, das Gefühl von Trost zu vermitteln.

Wir sind bereits damit vertraut, dass eine Demenzerkrankung für die Betroffenen mit vielfältigen Verlusten verbunden ist: »Verlust an sozialen Beziehungen, Verlust von Fähigkeiten, Verlust von Kontrolle, Verlust eines unabhängigen Lebensstils – somit ist ihr dringliches Verlangen nach Trost nur allzu verständlich.«[34]

Einen anderen Menschen zu trösten, meint die Fähigkeit und Bereitschaft, die Empfindungen, Emotionen, Gedanken, Motive und Persönlichkeitsmerkmale dieses Menschen zu erkennen, zu verstehen und nachzuempfinden (Empathie) und ihm dabei »eine Art Wärme und Stärke zu geben, die es ihm ermöglicht, intakt zu bleiben, wenn er zu zerfallen droht«.[35]

Für Menschen mit Demenz bedeutet das Bedürfnis nach Trost also, ein Gefühl der Zärtlichkeit und Nähe zu empfinden, das Ängste, Schmerz und Trauer zu lindern vermag und ein Gefühl der Sicherheit vermittelt, das durch die Empathie und Unterstützung einer anderen Person entsteht.

## Bindung (attachment)

Das Bedürfnis nach primärer Bindung ist ein für alle Menschen existenzielles Grundbedürfnis nach dem Zusammensein mit nahestehenden Personen. Ein Mensch, der in kurzer Zeit mehrere Bindungen an nahestehende Menschen verliert, läuft Gefahr, sich selbst zu verlieren.

Menschen mit Demenz sind nicht nur von dem Verlust der Erinnerung an vergangene sichere Bindungen bedroht, sondern auch – wie bereits im Zusammenhang mit der »Lebenswelt« (Seite 32) beschrieben – von dem Verlust der Sicherheit im Hinblick auf die eigene Person, die anderen Menschen und die Welt insgesamt. All dies ist zu bedenken, wenn wir diesen Menschen, die sich ständig in Situationen wiederfinden, die sie als *seltsam* wahrnehmen, das Gefühl von Sicherheit, Schutz und Verlässlichkeit durch Anerkennung, authentisches Verhalten (Kongruenz) und eine wertschätzende Haltung (Validation) vermitteln wollen. Denn »Menschen mit Demenz sind häufig sehr sensibel für Inkongruenzen im Verhalten ihres Gegenübers. Sie können diese im Bereich der verbalen und nonverbalen Kommunikation in der Regel gut erspüren«.[36]

Das Bedürfnis nach primärer Bindung meint also das Bedürfnis, eine Verbindung mit anderen Menschen zu haben und mit ihnen eine Beziehung einzugehen.

Mit Fortschreiten des demenziellen Prozesses sind Menschen mit Demenz allerdings immer weniger in der Lage, von sich aus Beziehungen aufzubauen und zu gestalten. »Sie benötigenden dazu die Hilfe anderer, beziehungsfähiger Menschen.«[37]

## Einbeziehung (inclusion)

Das Bedürfnis nach Einbeziehung meint das Bedürfnis, Teil einer Gruppe, einer Familie oder funktionierenden Gemeinschaft zu sein, dazuzugehören und gesellschaftliches Miteinander zu erleben. Wie leicht es sein kann, Menschen mit Demenz allein aufgrund ihrer kognitiven Defizite und eingeschränkten Rationalität nicht als gleichwertige Personen anzusehen, haben wir bereits gesehen. »Ist dieser Schritt erst einmal vollzogen, gibt es eine perfekte Rechtfertigung dafür, Menschen mit ernsten Behinderungen aus der [dem] ›Club der Personen‹ auszuschließen«.[38]

Hinzu kommt, dass Menschen mit Demenz sich mit dem Voranschreiten der Erkrankung immer weniger selbst in eine Gruppe einbringen können. Sie benötigen dazu die gemeinschaftsstiftende, feinfühlige Unterstützung anderer Menschen, die in der Lage sind, sie während des Gruppenprozesses zu begleiten und die Angebote der Gruppe spezifisch an die Lebensgeschichte, die individuellen Interessen und Fähigkeiten des teilnehmenden Menschen mit Demenz anzubinden. Ansonsten wird die Person mit Demenz »wahrscheinlich abbauen und sich zurückziehen, bis ihr Leben nahezu in der […] Isolationsblase […] stattfindet«. Besitzt die Gruppenzugehörigkeit indessen eine persönlichkeitserweiternde Funktion, wird also das Bedürfnis nach Einbeziehung befriedigt, so wird die Person mit Demenz unter Umständen in der Lage sein, »sich wieder ›auszudehnen‹ und als jemand anerkannt zu werden, der einen bestimmten Platz im gemeinsamen Leben einer Gruppe hat«.[39]

## Beschäftigung (occupation)

Beschäftigt zu sein bedeutet, »auf eine persönlich bedeutsame Weise und entsprechend den Fähigkeiten und Kräften einer Person in den Lebensprozess einbezogen zu sein. Das Gegenteil ist ein Zustand der Langeweile, Apathie und Nichtigkeit«,[40] der nicht selten in sozialen Rückzug und Einsamkeit mündet.

Es bedarf eines hohen Maßes an Geschicklichkeit, Befähigung und Vorstellungskraft, um dieses Bedürfnis bei Menschen mit Demenz befriedigen zu können, »ohne falsche und grobe, vorgefertigte Lösungen aufzuzwingen«. Doch »je mehr über die Person und vor allem über ihre Quellen tiefster Befriedigung bekannt ist, desto wahrscheinlicher ist es, dass Lösungen gefunden werden«.[41]

*In*, *mit* und *durch* die Beziehung zu der an Demenz erkrankten Person finden alle Beschäftigungsangebote statt. Dabei müssen wir aufmerksam sein; um die Sorgen, Ängste und Nöte unseres Gegenübers wissen; sie oder ihn kennen oder kennenlernen: was sie oder er mag und was nicht; ihre oder seine Art von Humor; die Lebensgeschichte; die Art, wie sie oder er berührt werden will und welche Reaktionen in verschiedenen Situationen zu erwarten sind. Auch müssen wir ihre oder seine Gestik und Mimik deuten können und letztlich auch gemeinsam mit dem an Demenz erkrankten Menschen eine Reihe von (Alltags-)Situationen bewältigt haben, damit sich eine von Vertrautheit und Geborgenheit getragene Beziehung einstellen kann, in der Beschäftigungsangebote gelingen können.

Wir dürfen die Person mit Demenz allerdings weder überfordern noch unterfordern. Wir müssen also das richtige Maß an Unterstützung finden, um der erkrankten Person zu einem Gefühl der Zufriedenheit und des Wohlbefindens zu verhelfen und nicht zu einem weiteren Schwinden der Fähigkeiten und der Selbstwertschätzung.

## Identität (identity)

»Eine Identität zu haben, bedeutet zu wissen, wer man ist im Erkennen und im Fühlen. Es bedeutet ein Gefühl der Kontinuität mit der Vergangenheit und demnach eine ›Geschichte‹, etwas, das man anderen präsentieren kann, zu haben.«[42] Dabei sind zwei Formen des Wissens »eine Identität zu haben« voneinander zu unterscheiden, nämlich im Erkennen und im Fühlen.

Im Erkennen zu wissen, wer man ist, meint die Fähigkeit, sich in jedem Augenblick, trotz ständiger Veränderungen, in Übereinstimmung mit seinem früheren Selbst und auch mit dem Bild, das andere Menschen sich von einem machen, zu erleben. Menschen mit Demenz geht dieses kognitive Bewusstsein der eigenen Identität jedoch fortschreitend verloren. Ebenso geht die Fähigkeit, sein eigenes Selbst in die Zukunft hineinzuentwerfen oder die Entwürfe anderer nachzuvollziehen, verloren. Das heißt allerdings nicht, »dass das Identitätsgefühl zwangsläufig verloren gehen muss, denn eine Identität zu haben, ist nicht vollständig an Kognition gebunden, sondern auch von Erleben und Fühlen abhängig«.[43]

Zwar ist die Art und Weise, in der jedes Individuum seine Identität konstruiert, einzigartig. Dennoch wird auch die eigene Identität von anderen »mitkonstruiert«, »indem sie einer Person subtile Botschaften über deren Leistungen übermitteln«.[44]

Das hat entscheidende Konsequenzen für den Erhalt des Personseins des an Demenz erkrankten Menschen in der Beziehung: »[Die] erste besteht darin, einigermaßen detailliert über die Lebensgeschichte einer jeden Person Bescheid zu wissen; selbst wenn jemand nicht in der Lage ist, an seiner narrativen Identität festzuhalten, so können dies andere immer noch tun. [Die] zweite besteht in der Empathie, die es ermöglicht, auf eine Person in der Einzigartigkeit ihres Seins als Du zu reagieren.«[45]

Die erste Konsequenz betrifft Interventionen beziehungsweise Möglichkeiten einer Beziehungsgestaltung wie beispielsweise gemeinsame Biografiearbeit und Erinnerungspflege, durch die es möglich wird, die Identität von Menschen mit Demenz – zumindest bis zu einem gewissen Grad – zu erhalten.

Die zweite Konsequenz betrifft die Fähigkeit, so auf die Person mit Demenz zu reagieren, wie es ihrer Einzigartigkeit und Individualität entspricht.

**»Der Mensch wird am Du zum Ich«**

Kitwood bezieht sich zur Verdeutlichung dieses Gedankens explizit auf den jüdischen Religionsphilosophen Martin Buber (1878–1965) und dessen Schrift »Ich und Du«. Buber geht ebenfalls davon aus, dass es kein autonomes »Ich an sich« im Sinne Kants gibt, sondern der Mensch vielmehr am Du zum Ich wird: »Es gibt kein Ich an sich, sondern nur das Ich des Grundworts Ich–Du und das Ich des Grundworts Ich–Es. Wenn der Mensch Ich spricht, meint er eins von beiden.«[46] Was es gibt, sind also Wechselwirkungen im Rahmen menschlicher Begegnung und Interaktion: »Das Du begegnet mir. Aber ich trete in die unmittelbare Beziehung zu ihm. So ist die Beziehung Erwähltwerden und Erwählen, Passion und Aktion in einem.«[47]

Die Begegnung mit anderen Menschen kann sich allerdings in zwei Formen vollziehen: Zum einen geht Buber von einer Ich-Es-Beziehung aus, die instrumentalisierend alles ihren Zwecken unterordnet und damit zum bloßen Objekt, zum Ding macht. Zum anderen geht er von einer Ich-Du-Beziehung aus, die offen ist für die Begegnung mit dem anderen Menschen. Trete ich also an den Menschen mit Demenz mit einer Haltung heran, die ihn zu einem auf neurodegenerative Prozesse reduzierten »Dementen« macht? Oder begegne ich ihm mit der Offenheit, in der er mir in seiner individuellen Einzigartigkeit als Person – als »Du« – erscheinen kann?

**Wenn das »Du« ins Denken einfällt**

Kein anderer hat wohl so intensiv beschrieben, wie das »Du« plötzlich in eine alltägliche »Ich-Es«-Beziehung einbrechen kann, wie der Schriftsteller Vladimir Nabokov (1899–1977) in seinem Roman »Lolita« in der Szene des Friseurs in Kasbeam. Dieser

Friseur kommt nur in einem Satz vor, der Nabokov nach eigenen Angaben »einen Monat Arbeit kostete«: »In Kasbeam verpasste mir ein sehr alter Friseur einen recht mittelmäßigen Haarschnitt: Er brabbelte von einem Sohn, der Baseball spielte, spuckte mir bei jedem Plosivlaut ins Genick, wischte seine Brillengläser hin und wieder an meinem Frisierumhang ab oder unterbrach sein zittriges Scherenwerk, um mir vergilbte Zeitungsausschnitte zu zeigen, und ich war so wenig bei der Sache, dass es mir einen Stoß gab, als er auf ein zwischen den alten, grauen Haarwassern stehendes Foto deutete und ich begriff, dass der schnurrbärtige junge Ballspieler seit dreißig Jahren tot war.«[48]

So sehr war Humbert (der Protagonist des Romans) mit sich selbst und mit seinen eigenen Obsessionen beschäftigt, dass er unfähig war, irgendetwas wahrzunehmen, was für sie irrelevant war, und er ihnen alles unterordnete. Richard Rorty bezeichnet diesen Satz als »Bild für Humberts Mangel an Neugier«[49] hinsichtlich der Person anderer Menschen.

Eine Identität zu haben meint also, ein »Gefühl« für das eigene Selbst zu haben, zu wissen, wer man ist und wo der eigene Platz »in der Welt« ist.

Für den US-amerikanischen Philosophen und Pädagogen John Dewey (1859–1952) wird dabei gern genau das übersehen, was Nabokov beschreibt: »Dass Menschsein immer In-der-Welt-Sein bedeutet«, das heißt, »dass der Mensch in einer Reihe von Situationen lebt«. »Und wenn wir feststellen, dass der Mensch ›in‹ diesen Situationen lebt, dann ist hier die Bedeutung des Wortes ›in‹ verschieden von seiner Bedeutung etwa in der Aussage, dass Pfennige ›in‹ einer Tasche sind oder Farbe ›in‹ einer Dose ist. Es bedeutet, dass eine Wechselwirkung zwischen einem Individuum und seiner Umgebung stattfindet.«[50]

Denn unsere Identität, unser Personsein wird wesentlich bestimmt durch unsere Vergangenheit und die verschiedenen Rollen, die wir in unserem Leben gespielt haben und spielen – als Kind, als Studentin oder Student, als Freund und Lebenspartnerin, als Arbeiter, leitender Angestellter oder Ärztin, als Vater oder Mutter, als Großmutter oder Großvater, als Segelflieger, als jobbendes Mannequin in den 1960er-Jahren oder als Überlebende des letzten Weltkriegs. All dies sind Wegweiser auf dem Weg zu der Person hinter der Krankheit. Ein »Hauch« vielleicht, mag sein. Doch im antiken Theater war der Begriff »persona« nichts anderes: Der Hauch des Hindurchtönens der Stimme des Schauspielers hinter der Maske, die seine Rolle typisierte.

Kitwood ist überzeugt: Wenn uns die Befriedigung eines der fünf psychischen Hauptbedürfnisse (Seite 34) gelingt, wirkt sich das nicht nur positiv auf die anderen Bedürfnisse aus, sondern auch und vor allem auf den Erhalt des Personseins und das Wohlbefinden: »So vermag beispielsweise eine Person, die sich in Bindung sicherer fühlt, einer Beschäftigung wahrscheinlich mehr Aufmerksamkeit zu widmen, weniger durch Angst abgelenkt und von Furcht durchdrungen zu sein. Als Folge des höheren Grades an Beschäftigung wird auch das Gefühl von Identität gestärkt.«[51] Und an einem gewissen Punkt der Befriedigung von Bedürfnissen kann eine Person mit Demenz unter Umständen sogar in die Lage versetzt werden, aus einer Lebenswelt voller »Furcht, Trauer und Wut in den Bereich positiver Erfahrung zu wechseln«. Gelingt uns sogar die Befriedigung aller Hauptbedürfnisse, »wird es zu einer Verstärkung des globalen Selbstwertgefühls und des Gefühls, wertvoll und geschätzt zu sein, kommen«.[52]

### Nicht das »Was« ist entscheidend, sondern das »Wie«

Alle Angebote für einen Menschen mit Demenz, sei es die Unterstützung bei der Körperpflege, bei der Einnahme von Mahlzeiten oder zur Erfüllung des Bedürfnisses nach Beschäftigung, dienen auch dazu, den Tag dieses Menschen zu strukturieren. Sie sollten möglichst immer zur gleichen Tages- beziehungsweise Uhrzeit angeboten und mit, in und durch die Beziehung umgesetzt werden. Denn eine solche, durch ihre Beständigkeit Sicherheit vermittelnde Strukturierung des Tages ist Menschen mit Demenz meist nicht mehr möglich.

Wichtig ist, dass wir bei der Gestaltung der Beziehung langsam vorgehen und dem Menschen mit Demenz und uns selbst Zeit lassen, uns aufeinander einzustellen und einen gemeinsamen Rhythmus zu finden. Entspannung, Langsamkeit, Entschleunigung und Präsenz sind die wesentlichen Faktoren, die eine Beziehung ausmachen, in der mit hoher Wahrscheinlichkeit unsere Beschäftigungsangebote von unserem Gegenüber angenommen werden und gelingen. Gehen wir dagegen direkt auf den Menschen mit Demenz zu, haben direkt etwas mit ihm vor und dabei noch ein gewisses Leistungsdenken im Hinterkopf, dann ist ein solches Vorgehen völlig losgelöst von einer Beziehung im Kontext von Vertrautheit und Geborgenheit.

Entscheidend bei der person-zentrierten Pflege – und dies gilt auch für die Unterstützung bei den Aktivitäten des täglichen Lebens wie beispielsweise bei der Körperpflege, beim Ankleiden oder bei der Einnahme der Mahlzeiten – ist also nicht, was ich mache, sondern wie ich es mache – nicht das *Was* ist das Entscheidende, sondern das *Wie*.

# Person-zentrierte Pflege und innere Haltung

Person-zentrierte Pflege ist eine spezielle Form der Pflege von Menschen mit Demenz, die sich im Rahmen der professionellen Pflege bewährt hat.

Die mittlerweile emeritierte englische Professorin Dawn Brooker war Direktorin der Associaton for Dementia Studies an der University of Worcester. Sie wurde vor einigen Jahren gebeten, einen Überblicksartikel zur person-zentrierten Pflege zu verfassen. Bei der Durchsicht der Literatur fiel ihr sehr schnell auf, dass zum einen die Konzepte einer person-zentrierten Pflege weder leicht zu verstehen noch einfach zu formulieren sind und es zum anderen keine einfache und gut verständliche Definition von person-zentrierter Pflege gibt.[53] Anstelle einer hochkomplizierten Definition der person-zentrierten Pflege beschreibt Brooker vier wesentliche Elemente, die noch immer dem heutigen Stand der Pflege entsprechen und den Kern person-zentrierter Pflege bilden.[54]

## Person-zentrierte Haltung

Die den ursprünglichen Ansatz von Kitwood mit aufnehmenden und einschließenden vier Elemente einer person-zentrierten Pflege sind:

**V (Value base):** eine Wertebasis, die den unbedingten Wert eines jeden menschlichen Lebens geltend macht, und zwar unabhängig vom Alter oder der kognitiven Fähigkeit eines Menschen. *Valuing people* (Menschen wertschätzen) heißt: »Menschen mit Demenz einschließlich derer, die für sie sorgen, wertschätzen: Staatsbürgerrechte und berechtigte Ansprüche ungeachtet des Alters oder der kognitiven Beeinträchtigung unterstützen und diskriminierende Praktiken an der Wurzel ausrotten.«[55]

**I (Individualized):** ein individualisierter Ansatz, der die Einzigartigkeit eines jeden Menschen anerkennt. *Individual lives* (individuelle Leben) heißt: »Erkennen, dass Menschen Individuen sind, anerkennen, dass alle Menschen eine einzigartige Geschichte und Persönlichkeit, physische und psychische Stärken und Bedürfnisse sowie soziale und ökonomische Ressourcen besitzen und diese ihre Reaktion auf die Demenzerkrankung beeinflussen. Pflege und Versorgung müssen darauf zugschnitten sein.«[56]

**P (Perspective):** ein Verstehen der Welt aus der Perspektive der Person, die der Unterstützung und Pflege bedarf. *Personal perspectives* (persönliche Perspektiven) heißt: »Die Welt aus der Perspektive der Person mit Demenz betrachten: erkennen, dass die Erfahrung einer jeden Person mit Demenz ihre eigene psychische Gültigkeit besitzt, dass Menschen aus dieser Perspektive heraus handeln und dass das Einfühlungsvermögen in diese Sichtweise sein eigenes therapeutisches Pozenzial besitzt.«[57]

**S (Social environment):** eine soziale Umgebung bereitstellen, die den psychischen Bedürfnissen von Menschen mit Demenz nachkommt. *Social environment* (soziale Umgebung) heißt: »Eine unterstützende soziale Umgebung anbieten: erkennen, dass jegliches menschliche Leben in Beziehungen gründet und Menschen mit Demenz eine angereicherte soziale Umgebung brauchen, die sowohl ihre Beeinträchtigungen auffangen wie auch die Möglichkeiten für persönliches Wachstum zu unterstützen vermag.«[58]

Brooker will keinem Element den Vorrang vor dem anderen einräumen – vielmehr tragen alle Elemente in gleicher Weise dazu bei, was person-zentrierte Pflege ausmacht. Und natürlich steht das Akronym VIPS auch für *Very Important Persons*.

Die VIPS-Elemente können als Grundsätze für Angehörige und Pflegende von Menschen mit Demenz benutzt werden, um die Interaktionen reflektieren zu können. Fragen einer solchen Reflexion können beispielsweise lauten:

- Zeigen mein Verhalten und die Art, wie ich mit dieser Person kommuniziere, dass ich sie respektiere, schätze und ehre?
- Behandle ich diese Person als einzigartiges Individuum mit einer (Lebens-)Geschichte und einem breiten Spektrum an Stärken und Bedürfnissen?
- Versuche ich ernsthaft, meine Handlungen aus der Perspektive der Person zu sehen, der ich helfen möchte? Wie könnten meine Handlungen von dieser Person interpretiert werden?
- Helfen mein Verhalten und meine Interaktionen dieser Person, sich sozial sicher zu fühlen und nicht allein zu sein?[59]

Diese Grundsätze gelten für Brooker in jeder Situation, in der eine direkte Kommunikation stattfindet. Sie gelten also auch, wenn es um die Pflege einer oder eines Angehörigen mit Demenz geht, wobei hier zwei Dinge wichtig werden.

Wir haben bereits kennengelernt, dass sich Menschen mit Demenz an länger zurückliegende Begebenheiten oftmals ohne Probleme erinnern – im Gegensatz zu aktuellen Geschehnissen. »Manchmal scheint es, als ob sich an die Vergangenheit sogar verschärft erinnert wird. Man bemerkt, dass sich die Betroffenen in der Vergangenheit sicherer fühlen; für die Angehörigen wird hingegen das ständige Erzählen von der ›guten alten Zeit‹ zur Geduldsprobe.«[60] Nehme ich als Angehörige oder Angehöriger dagegen die Haltung einer person-zentrierten Pflege ein und wende die oben genannten Fragen an, um meine Haltung immer wieder zu überprüfen, dann erfahre ich zum einen Grundsätzliches über mich, zum anderen trete ich dabei auch in eine gewisse Distanz zu dem unmittelbaren Geschehen. Ständige Erzählungen von der ›guten alten Zeit‹ werden dann nicht als ›Geduldprobe‹ angesehen, sondern als Meilensteine auf dem Weg zum Menschen hinter der Erkrankung und der bestmöglichen Erhaltung seines Personseins.

Genauso wird sogenanntes ›herausforderndes Verhalten‹ des Menschen mit Demenz, beispielsweise lautes Schreien, ständiges Rufen oder ein Herumirren in der Wohnung, im Rahmen der person-zentrierten Pflege in erster Linie als Botschaft verstanden beziehungsweise als Versuch, etwas mitzuteilen. Mittlerweile ist durch die Forschung bekannt, dass ein Großteil des sogenannten herausfordernden Verhaltens eine Antwort auf das Nichterkennen individueller physischer, psychischer oder sozialer Bedürfnisse von Menschen mit Demenz darstellt, worauf schon Kitwood hingewiesen hatte.[61] Auch physische Aggression tritt bei Menschen mit Demenz nicht einfach auf, sondern wird in der Regel durch die Art des Umgangs der Pflegenden mit bestimmten Verhaltensweisen ausgelöst.[62]

Entsprechend betont auch Brooker noch einmal: »It is not the task that is person-centred but the way in which that task is done«.[63] Nicht die pflegerische Handlung ist also person-zentriert, sondern die Art und Weise oder genauer: die innere Haltung, mit der diese Handlung umgesetzt wird.

## Psychologische Wurzeln der person-zentrierten Pflege

Person-zentrierte Pflege geht auf den US-amerikanischen Psychologen und Psychotherapeuten Carl Rogers (1902–1987) zurück. In seinem 1961 erstmals erschienenen Werk »On Becoming a Person«[64] nennt er seinen Ansatz »client centered approach« (Englisch »approach«: Zugang, Annäherung, Kontaktaufnahme) beziehungsweise in der deutschen Übersetzung: klientenzentrierte Therapie. Rogers geht es dabei weniger um die Gesprächsführung als vielmehr um die Gestaltung einer wesentlich durch die (Geistes-)Haltung des Therapeuten geprägten zwischenmenschlichen Beziehung. Er beschreibt sechs notwendige und hinreichende Bedingungen, die gegeben sein und über eine gewisse Zeit hinweg bestehen müssen, damit der »Klient« sein individuelles Potenzial entfalten und eine konstruktive persönliche Veränderung eintreten kann.[65] Die drei für die Haltung der Therapeutin oder des Therapeuten wichtigen Bedingungen, die gegeben sein müssen, damit die Beziehung zwischen Klient bzw. Klientin und Therapeut bzw. Therapeutin wirklich gelingen kann, haben wir bereits kurz kennengelernt.

### Kongruenz

Kongruenz meint die Bereitschaft des Therapeuten oder der Therapeutin, sich nicht hinter einer (fachlichen) Maske zu verstecken, sondern mit dem Gegenüber eine »transparente« Beziehung einzugehen, in der die innere Haltung und das Verhalten nach außen übereinstimmen. Übertragen auf die Beziehung mit Menschen mit Demenz heißt das, dass Angehörige oder Pflegepersonen weder ein unechtes Verhalten an den Tag legen noch ihr Gegenüber mit aufrichtigen Gefühlen »überschütten« sollten; gerade Letzteres kann zur Überforderung des an Demenz erkrankten Menschen führen. Ob und inwieweit Angehörige oder Pflegende ihre Gefühle offenbaren, hängt von der jeweiligen Situation ab. Entscheidend ist, dass sie in der Beziehung zu der Person mit Demenz ihre eigenen Gefühle wahrnehmen und vor sich selbst nicht verleugnen.

### Wertschätzung

Wertschätzung meint, dass die Therapeutin oder der Therapeut sein Gegenüber anerkennt für das, was sie oder er ist, und Bereitschaft zeigt, interessiert und aufmerksam zuzuhören, ohne zu unterbrechen, Ratschläge zu geben oder in irgendeiner Form zu verurteilen. Für Angehörige und Pflegende bedeutet das, dass sie die Einzigartigkeit und Individualität ihres Gegenübers anerkennen und die Art und Weise, wie die Person ihr Leben mit der Erkrankung meistert, vorbehaltlos respektieren.

### Empathie

Empathie heißt, dass der Therapeut oder die Therapeutin dem Menschen mit Demenz gegenüber zum Ausdruck bringt, dass er oder sie wirklich den Wunsch hat, die Sichtweise und Situation des Gegenübers zu verstehen. Angehörige und Pflegende sollten insofern einfühlend verstehen, welche Bedeutung die berichteten Erfahrungen, Erlebnisse und Erzählungen für das Personsein ihres Gegenübers besitzen und für ihr oder sein Fühlen bedeuten. Dabei sollten sich Angehörige und Pflegekräfte allerdings stets ihrer eigenen Identität bewusst bleiben. Denn das Aufgeben des eigenen Selbst kann nicht die Grundlage dafür bieten, Menschen mit Demenz in ihrer Lebenswelt, ihrer inneren, subjektiven Welt zu unterstützen und zu begleiten.

## Negative und positive Interaktionsformen

Rogers folgend, nennt Kitwood seinen Ansatz, den er in den 1980er-Jahren gemeinsam mit der Bradford Dementia Group (vormals Dementia Research Group) entwickelte, »person-centred care« (person-zentrierte Pflege)[66] und wendet sich explizit gegen die Art, »in der Menschen mit Demenz herabgewürdigt und missachtet wurden«.[67] Denn als er im Jahre 1985 seine Arbeit als Psychologe und Psychotherapeut mit und für Menschen mit Demenz aufnahm, stellte er fest, dass weder in der damaligen Praxis noch in der damals einschlägigen Literatur irgendein Versuch unternommen wurde, Menschen mit Demenz in ihrem Personsein – und damit die Subjektivität von Demenz – zu verstehen. »Unter der äußerst fadenscheinigen Begründung, man habe es hier mit einer ›organisch bedingten psychischen Erkrankung‹ zu tun, war darüber hinaus auch eine Untersuchung zwischenmenschlicher Prozesse irgendwie verboten«.[68]

Der person-zentrierte Ansatz stellt dagegen die Person, das Subjekt selbst, in den Mittelpunkt aller pflegerischen Beobachtungen und Handlungen. Kitwood spricht in seinen Arbeiten in diesem Zusammenhang bewusst von ›Menschen mit Demenz‹, nicht von ›Dementen‹, ›Schreiern‹ oder Ähnlichem. Solche Bezeichnungen sind auch heute noch geläufig. Genauso lässt sich häufig beobachten, dass Pflegekräfte Patienten und Patientinnen mit Demenz, zu denen sie in keinem Angehörigen- beziehungsweise Bekanntschaftsverhältnis stehen, mit ›Du‹ ansprechen. Solche Redeweisen reduzieren jedoch den Menschen mit Demenz – wenn auch nicht bewusst und mit böser Absicht – wiederum auf seine Erkrankung, auf bestimmte Symptome oder Verhaltensweisen und untergraben unmerklich das Personsein dieses Menschen. Zwar verändern sich die Bedürfnisse von Menschen mit Demenz und können kindhafter werden, nicht aber kindlich, sodass einen Menschen mit Demenz unbegründet mit ›Du‹ anzureden durchaus zum Untergraben seines Personseins beitragen kann.

## Negative Interaktionsformen

Das kulturelle Umfeld, innerhalb dessen entwürdigende Handlungen an Menschen mit Demenz zu beobachten sind, durch die die Subjektivität, die Gefühle und das Erleben von Menschen mit Demenz missachtet und verletzt werden, nennt Kitwood die »maligne, bösartige Sozialpsychologie«.[69] Sie drückt sich in entpersonalisierenden Verhaltensweisen, den sogenannten ›personalen Detraktionen‹, gegenüber Menschen mit Demenz aus:[70]

**Negative Interaktionsformen sind:**

1. **Betrug (treachery):** Die Person mit Demenz wird mittels Formen der Täuschung oder Lügen abgelenkt, manipuliert oder zur Mitwirkung gezwungen.
2. **Zur Machtlosigkeit verurteilen (disempowerment):** Der Person mit Demenz wird nicht gestattet, vorhandene Fähigkeiten zu nutzen oder die unterstützende Hilfe zum Abschluss einer begonnenen Handlung wird verweigert.
3. **Infantilisieren (infantilization):** Die Person mit Demenz wird übervorsorglich-autoritär behandelt, so wie ein unsensibler Elternteil dies mit einem sehr kleinen Kind tun würde.
4. **Einschüchtern (intimidation):** Die Person mit Demenz wird durch Drohungen oder körperliche Gewalt unter Druck gesetzt.
5. **Etikettieren (labelling):** Reduzierende Kategorien wie »organisch bedingte psychische Erkrankung« dienen als wesentliche Grundlage der Interaktion mit der Person mit Demenz und zur Erklärung ihres Verhaltens.
6. **Stigmatisieren (stigmatization):** Die Person mit Demenz wird behandelt, als sei sie ein verseuchtes Objekt oder ein Ausgestoßener, eine »Nicht-Person«.
7. **Überholen (outpacing):** Die Person mit Demenz wird mit Informationen oder Alternativen konfrontiert, die für die betreffende Person viel zu schnell vorgetragen werden, um sie verstehen und angemessen reagieren zu können. Damit gerät die Person unter Druck, Dinge schneller zu tun, als sie ertragen kann.
8. **Entwerten (invalidation):** Die subjektive Realität des Erlebens und die Gefühle des Menschen mit Demenz werden nicht anerkannt.
9. **Verbannen (banishment):** Die Person mit Demenz wird fortgeschickt oder körperlich beziehungsweise seelisch aus der Gemeinschaft ausgeschlossen.
10. **Zum Objekt erklären (objectification):** Der Person mit Demenz wird abgesprochen, ein fühlendes menschliches Wesen zu sein. Stattdessen wird sie behandelt, als sei sie bloß ein Klumpen organischer Materie.
11. **Ignorieren (ignoring):** In Gegenwart eines Menschen mit Demenz wird über seinen Zustand mit einer dritten Person gesprochen, eine Unterhaltung oder eine Handlung fortgesetzt, als sei die oder der Betroffene nicht anwesend.
12. **Zwang (imposition):** Eine Person mit Demenz wird, ohne dabei ihre Wünsche zu berücksichtigen oder ihr Alternativen beziehungsweise Wahlmöglichkeiten aufzuzeigen, zu einer Handlung gezwungen.
13. **Vorenthalten (withholding):** Der Person mit Demenz wird eine erbetene Information oder die Befriedigung eines offensichtlichen Bedürfnisses verweigert.
14. **Anklagen (accusation):** Handlungen oder das Unterlassen von Handlungen, die sich aus den fehlenden Fähigkeiten oder einer Fehlinterpretation seitens der Per-

son mit Demenz ergeben, werden dieser Person zum Vorwurf gemacht.

15. **Unterbrechen (disruption):** Die Person mit Demenz wird in ihrem Handeln oder ihren Überlegungen plötzlich und in roher Weise unterbrochen; der gesamte Bezugsrahmen der Person mit Demenz wird dabei mit Gewalt gespalten.
16. **Lästern (mockery):** Über die »seltsamen« Verhaltensweisen, Handlungen oder Bemerkungen einer Person mit Demenz wird sich lustig gemacht, sie wird gehänselt, erniedrigt und es werden Witze auf Kosten der an Demenz erkrankten Person gemacht.
17. **Herabwürdigen (disparagement):** Der Person mit Demenz werden subtile Botschaften vermittelt, die der Selbstachtung ihrer Person schaden, zum Beispiel, sie sei nutzlos, wertlos, inkompetent usw.

Kitwood betont in diesem Zusammenhang, dass der Begriff »maligne«, den er im Rahmen einer bösartigen Pflegekultur verwendet, die das Personsein von Menschen mit Demenz untergräbt, nicht notwendigerweise üble Absichten seitens der Betreuenden von Menschen mit Demenz impliziert. Vielmehr ist die Malignität »Teil ihres kulturellen Erbes«,[71] eines Erbes, auf das wir, wie wir bereits im Zusammenhang mit dem Philosophen Immanuel Kant gesehen haben, besonders stolz sind, auch wenn sich dieser Stolz meist hinter unserem Rücken in Szene setzt: »Demenz geht uns an den Verstand und die Vernunft. Kontrolle zu verlieren und schicksalhaft abhängig zu werden muss, so sind die gesellschaftlichen Leitbilder, auf jeden Fall vermieden werden.«[72]

## Positive Interaktionsformen

Um die tradierte, die Person untergrabende Haltung – die maligne Sozialpsychologie – mit ihren entpersonalisierenden Verhaltensweisen zu überwinden, setzt Kitwood – auf der Basis einer durch die drei Merkmale der Kongruenz, Wertschätzung und Empathie gekennzeichneten person-zentrierten Haltung – positive Interaktionsformen ein.

Diese sogenannten personalen Aufwerter gehören einer Sozialpsychologie an, die von »positiver und befähigender Art ist«,[73] und unterstützen die Befriedigung der wichtigsten psychischen Bedürfnisse von Menschen mit Demenz, die wir bereits kennengelernt haben (Seite 34): das Bedürfnis nach Trost, primärer Bindung, Einbeziehung, Beschäftigung und Identität, zusammengefasst ausgedrückt: nach Liebe, im Sinne von großzügiger, bedingungsloser Annahme.

Bei der bestmöglichen Erhaltung des Personseins von Menschen mit Demenz sind zumeist mehrere verschiedene Arten der folgenden positiven Interaktionen beteiligt. »Eine jede stärkt das Personsein auf andere Weise, indem sie ein positives Gefühl verstärkt, eine Fähigkeit nährt oder dabei hilft, eine seelische Wunde zu heilen. Die Qualität der Interaktion ist wärmer und gefühlvoller als im […] Alltag«.[74]

### Die positiven Interaktionsformen sind:[75]

1. **Anerkennen (recognition):** Die Person mit Demenz wird von ihrem Gegenüber als gleichwertige Person anerkannt, ist namentlich bekannt und wird in ihrer Individualität und Einzigartigkeit bestätigt. Anerkennen kann erreicht werden durch einen einfachen Akt des Grüßens oder durch achtsames Zuhören über einen längeren Zeitraum, in dem die Per-

son vielleicht einen Teil ihres früheren Lebens beschreibt oder von der »guten, alten Zeit« erzählt. Anerkennen kann auch völlig wortlos erfolgen, beispielsweise durch direkten freundlichen und Anerkennung zum Ausdruck bringenden Blickkontakt.

2. **Verhandeln (negotiation):** Die Person mit Demenz wird nach ihren Vorlieben, Wünschen und Bedürfnissen gefragt, anstatt ihr Verhalten auf bloße Vermutungen zu gründen oder gar als sinnlos abzuwerten. Verhandelt wird meist über einfache Angelegenheiten des Alltags, ob eine Person mit Demenz sich beispielsweise in der Lage sieht, aufzustehen, eine Mahlzeit einzunehmen, sich beschäftigen oder nach draußen gehen möchte. Dabei werden die Ängste und Unsicherheiten wie auch das langsamere Tempo der Person mit Demenz, mit Informationen umzugehen, berücksichtigt. Durch geschicktes Verhandeln bekommen selbst hochgradig abhängige Personen mit Demenz ein gewisses Maß an Kontrolle über die Pflege, die sie erhalten, zurück.
3. **Zusammenarbeiten (collaboration):** Zusammenarbeiten bei einer gemeinsamen Aufgabe mit einem gemeinsamen Ziel kann, beispielsweise bei gemeinsamen Arbeiten im Haushalt, sehr offensichtlich sein. Weniger deutlich kann sie im Zusammenhang mit der persönlichen Pflege einer Person mit Demenz hervortreten, beispielsweise während der Unterstützung bei der Körperpflege, beim Gang zur Toilette oder beim Ankleiden. Entscheidend ist bei dieser Art der Zusammenarbeit, dass die Person mit Demenz die pflegerischen Handlungen nicht als etwas erfährt, das ihr »angetan« und aufgezwungen wird, sondern als einen Prozess, an dem ihre eigene Initiative und ihre eigenen Fähigkeiten beteiligt sind.
4. **Spielen (play):** Die Person mit Demenz und ihre Bezugsperson agieren frei statt zweckgebunden. Dabei handelt es sich um eine Übung in Spontaneität und Selbstausdruck und das Erleben einer Erfahrung, die nicht – wie Arbeit – auf ein bestimmtes Ziel gerichtet ist. Eine solche Erfahrung kann beispielsweise darin bestehen, dass wir uns als Angehörige oder als Pflegende einfach zu dem Menschen mit Demenz setzen, ohne etwas von ihm zu wollen, und ihm damit signalisieren, dass wir gern in seiner Gesellschaft sind.
5. **Timalation (timalation):** Der Begriff Timalation ist ein Neologismus, abgeleitet von dem altgriechischen Wort »timao«: schätzen, ehren, verehren, und dem lateinischen Wort »stimulo«: antreiben, reizen. Der Begriff bezieht sich auf das Anbieten von sensorischen beziehungsweise sinnenbezogenen Reizen, ohne dass Begriffe oder intellektuelles Verstehen dabei eine Rolle spielen, beispielsweise bei einer Aromatherapie oder einer (Hand-)Massage. Der Person mit Demenz wird damit die Möglichkeit geboten, sich selbst zu spüren und Kontakt, Sicherheit und Wohlbefinden zu erfahren. Allerdings sollten insbesondere bei Menschen mit Demenz, die sich nicht mehr aktiv zu der Art und Weise äußern können, wie sie berührt werden möchten, folgende Punkte beachtet werden: Die pflegende Person sollte die Person mit Demenz allein berühren. Sie sollte den Anfang und das Ende der Berührung signalisieren, die Konstanz in der Berührung erhalten und die Intensität des Kontaktes langsam aufbauen.

Letztlich gilt es, einen Rhythmus für die Berührung zu entwickeln und sie so zu gestalten, dass der Person mit Demenz durch die Berührung Sicherheit vermittelt wird.

6. **Feiern (celebration):** Feiern, in aufgeschlossener und geselliger Stimmung sein ist nicht nur eine Angelegenheit besonderer Anlässe, sondern Sache eines jeden Augenblicks, in dem das Leben als zutiefst freudvoll erlebt wird. Mit Menschen mit Demenz gemeinsam zu feiern drückt sich am besten in der römischen Lebensweisheit »carpe diem« aus; wörtlich übersetzt: »Pflücke den Tag« oder frei übersetzt: »Genieße den Augenblick«. Einen Augenblick, den uns der an Demenz erkrankte Mensch auf wunderbare Weise erfahren lässt. Denn oft scheint es, als seien Menschen mit Demenz dazu viel mehr in der Lage als wir, die oftmals durch den schieren Überlebensdruck und die Arbeitsdisziplin auf diesem Gebiet nur über schlecht entwickelte Fähigkeiten verfügen. Feiern mit Personen mit Demenz ist die Form der Interaktion, bei der die »Kluft« zwischen betreuter und betreuender Person aufgehoben zu sein scheint, die gewöhnlichen Grenzen des Ich scheinen verschwommen und das Ich hat sich ausgeweitet – vielleicht sogar, so vermutet Kitwood, in eine mystische Ebene der Spiritualität.
7. **Entspannen (relaxation):** Damit ist gemeint, der Person mit Demenz – und sich selbst – Raum zu geben, zur Ruhe zu kommen, sich zurückzuziehen und zu entspannen, die Stimmungen und Gefühle des an Demenz erkrankten Gegenübers auszuhalten und nicht durch blinden Aktionismus zu überspielen. Natürlich können wir auch allein entspannen, aber viele Menschen mit Demenz – mit ihren ausgeprägten sozialen Bedürfnissen – sind nur in der Lage zu entspannen, wenn andere Personen ihrem Bedürfnis nach körperlicher Nähe nachkommen. Oder, um es frei mit den Worten von Christian Müller-Hergl zu sagen: Ohne dass Menschen mit Demenz mit anderen Menschen zusammen sind, können sie das Leben eigentlich gar nicht mehr aushalten.[76]
8. **Validation (validation):** Den Begriff der Validation haben wir bereits mehrfach kennengelernt. Er hat eine lange Tradition in der psychotherapeutischen Arbeit und wurde erst durch Naomi Feil in der Pflege von Menschen mit Demenz berühmt gemacht. Validation meint, die subjektive Wirklichkeit der Person mit Demenz vorbehaltlos zu akzeptieren, indem man sich in das Erleben und die Gefühlswelt dieser Person (bestmöglich) hineinzuversetzen sucht (Empathie), ihre Gefühle wahrnimmt und dies durch eine verbale oder nonverbale wertschätzende Bestätigung zum Ausdruck bringt.
9. **Halten (holding):** Hierbei geht es darum, der Person mit Demenz einen sicheren (psychologischen) Raum bereitzustellen, indem man auch in emotional schwierigen Situationen präsent und selbstsicher bleibt. Ist das Halten sicher, kann eine Person mit Demenz im Erleben wissen, dass schwierige und leidvolle Gefühle, wie abgrundtiefer Schrecken oder überwältigende Trauer, vorübergehen und nicht zur Auflösung der Seele führen. Entscheidend ist hierbei, selbst heftigen Zorn oder zerstörerische Wut, die sich gegen die haltende Person richtet, nicht auf der Ebene der Beziehung zu verstehen, sondern auf der Ebene des Selbstausdrucks der Person mit Demenz.

10. **Erleichtern (faciliation):** Beim Erleichtern geht es darum, eine Person mit Demenz in die Lage zu versetzen, eine Handlung auszuführen, die sie ansonsten nicht ausführen könnte – wie beispielsweise das Führen einer Tasse zum Mund –, weil die Person nicht mehr weiß, was sie tun soll und wie sie es tun soll. Dabei werden diejenigen – und *nur diese* – Teile der Handlung übernommen, die fehlen. Möglicherweise besteht alles noch Verbliebene in einer zögernden Bewegung in Richtung auf eine Handlung oder in einer elementaren Geste. Die Aufgabe des Erleichterns besteht darin, die Handlung verbal oder nonverbal in Gang zu bringen, zu verstärken und der Person mit Demenz schrittweise in einer angemessenen Geschwindigkeit zu helfen, sie mit Bedeutung zu füllen und selbstständig auszuführen und zu Ende zu bringen. Dazu bedarf es allerdings einer hohen Sensibilität gegenüber den möglichen Bedeutungen in den Bewegungen einer Person mit Demenz.
11. **Schöpferisch sein (creation):** Die Person mit Demenz bietet ihrem sozialen Umfeld spontan etwas aus ihrem Vorrat an Fähigkeiten oder sozialen Fähigkeiten an, beginnt beispielsweise zu singen oder zu tanzen, und fordert andere auf, mitzumachen. Solche Handlungen sollten als schöpferische Handlungen betrachtet und von den betreuenden Personen nicht unterbrochen, kontrolliert oder dirigiert werden.
12. **Geben (giving):** Oftmals sind Menschen mit Demenz sehr sensibel für die Stimmungen und Gefühle ihres Gegenübers, bringen Besorgnis, Zuneigung oder Dankbarkeit zum Ausdruck, bieten Hilfe an oder machen ein Geschenk wie beispielsweise ein Stück Schokolade oder ein Bonbon, das man auf keinen Fall zurückweisen sollte. Denn für Kitwood zeigt sich hier eine der tiefsten Formen der Interaktion zwischen dem Menschen mit Demenz und der betreuenden Person.

Kitwood setzt den Erhalt des Personseins in enge Beziehung zu einem Wohlbefinden der Person mit Demenz und charakterisiert Wohlbefinden anhand von vier globalen Empfindungszuständen (»global sentient states«), die relativ unabhängig von komplexen kognitiven Fähigkeiten auf alle Menschen zutreffen: »Jeder Mensch bedarf der Anerkennung seines Wertes, seiner Würde und Bedeutsamkeit; jeder Mensch möchte handeln, auf Menschen und Dinge einwirken, einen Unterschied im Lauf der Dinge machen können; jeder bedarf des Vertrauens in soziale Beziehungen, benötigt Kontakt und Interaktion; jeder bedarf der Hoffnung im Sinne des Urvertrauens, dass Welt und Menschen in einem fundamentalen Sinne gut und verlässlich sind.«[77]

Auch bei dieser Charakterisierung des Wohlbefindens zeigt sich wiederum die fundamentale Bedeutung, die dem »Beschäftigtsein« im Leben eines Menschen zukommt.

Personen mit Demenz, die über diese Empfindungszustände in ausreichendem Umfang verfügen, können sich – entsprechend und abhängig von der Krankheitsentwicklung – durchaus wohlfühlen, und zwar unabhängig von dem Verlust ihrer kognitiven Fähigkeiten, denn Personsein umfasst mehr als nur Verstand und Vernunft.

# Person-zentrierte Pflege praktisch

Ihr Familienmitglied mit Demenz muss ins Krankenhaus. Was können Sie tun, damit der Aufenthalt für alle Beteiligten zufriedenstellend verläuft?

Kitwood betont, dass sich »das Konzept der person-zentrierten Pflege [...] in jedem Kontext anwenden [lässt], es ist nicht nur eine Angelegenheit formeller Settings, z. B. der stationären oder teilstationären Pflege«[78], sondern auch der Pflege in einem Akutkrankenhaus und der Pflege von Angehörigen zu Hause. Denn die Qualität der Pflege von Menschen mit Demenz hängt wesentlich von der Beziehung ab, unabhängig davon, ob diese Beziehung zwischen Pflegefachkräften und Betroffenen oder pflegenden Angehörigen und Betroffenen besteht. Für die Qualität der Beziehung wiederum ist nicht das Fachwissen oder die Technik entscheidend, sondern die Einstellung und Haltung auf Seiten der pflegenden Person. Die person-zentrierte Haltung ist das Grundlegende in der Beziehungsgestaltung mit Menschen mit Demenz, »unabhängig von der Art der Erkrankung oder der Diagnose«,[79] und somit auch unabhängig von der Form einer primären Demenz, an der die oder der Betroffene erkrankt ist.

Arno Geiger formuliert den Begriff »Heimat« in seinem Roman über seinen an Demenz erkrankten Vater »Der alte König im Exil« sehr einfühlsam: »Wo man zu Hause ist, leben Menschen, die einem vertraut sind und die in einer verständlichen Sprache sprechen. Was Ovid in der Verbannung geschrieben hat – dass Heimat dort ist, wo man deine Sprache versteht –, galt für den Vater in einem nicht weniger existentiellen Sinn. Weil seine Versuche, Gesprächen zu folgen, immer öfter scheiterten, und auch das Entziffern von Gesichtern immer öfter misslang, fühlte er sich wie im Exil.«[80] [...] »Ich erkläre es mir so, dass ein an Demenz erkrankter Mensch aufgrund seiner inneren Zerrüttung das Gefühl der Geborgenheit verloren hat und sich an einen Platz sehnt, an dem er diese Geborgenheit wieder erfährt. Da jedoch das Gefühl der Irritation auch an den vertrautesten Orten nicht vergeht, scheidet selbst das eigene Bett als mögliches Zuhause aus.«[81]

## Menschen mit Demenz im Krankenhaus

Wir haben bereits gesehen, dass schon eine ungewohnte Umgebung, hektische Betriebsamkeit und viele fremde Gesichter ausreichen, um bei einem Menschen mit Demenz zusätzlich ein Delir (Seite 16) auszulösen. Hinzu kommt, dass Krankenhäuser Orte organisierter Hochleistungs- und Spitzenmedizin sind, mit hochspezialisierten Pflegekräften, die den Schwerpunkt ihrer Bemühungen nicht auf die demenzielle Erkrankung legen, sondern auf die Ursache des Einweisungsgrunds – beispielsweise wegen eines Knochenbruches, einer Lungenentzündung oder eines Harnweginfekts –, der oftmals eine vitale Gefährdung für die Betroffenen darstellt. Doch rund 40 Prozent aller 65-Jährigen, die in deutschen Kliniken behandelt werden, leiden an einer kognitiven Einschränkung oder Demenz, die in den wenigsten Fällen bei der Aufnahme bekannt ist.[82] Und »bei immer mehr Menschen, die hochaltrig ins Krankenhaus eingewiesen werden, gibt es zunehmend auch solche, deren schwerwiegendstes Handicap eben diese Demenz ist. Nicht die Krankheit, die die akute Einweisung auslöst.«[83] Diese Patienten benötigen häufig weit mehr als die übliche Behandlung.

### Demenzsensible Krankenhäuser

Als Konsequenz der demografischen Prognose, die eine zunehmend älter werdende Bevölkerung mit immer mehr hochbetagten Menschen und einer mit dem Alter steigenden Multimorbidität erwarten lässt, zeigt sich ein zunehmendes Interesse der Krankenhausbetreiber und Krankenhausvorstände, als »demenzsensibles Krankenhaus« gelten zu können. Unterstützt wird die damit einhergehende interdisziplinäre und multiprofessionelle Auseinandersetzung mit dem Thema Demenz durch die von der deutschen Bundesregierung geförderte Entwicklung von »Demenzstrategien« auf landes- und bundesweiter Ebene. Deren wichtigste Ziele sind das Informieren einer möglichst breiten Öffentlichkeit über Demenzerkrankungen und ihre Symptome wie auch die Sensibilisierung, dass Menschen mit Demenz zu unserer gesellschaftlichen Gemeinschaft gehören. Insbesondere soll erreicht werden, die »Lebensqualität« von Menschen mit Demenz bei einem stationären Krankenhausaufenthalt bestmöglich zu erhalten und die Fachlichkeit und Professionalität – und damit einhergehend die Arbeitssituation – der Pflegefachkräfte im Umgang mit Menschen mit Demenz zu verbessern. Gelingen kann dies nur mithilfe eines person-zentrierten Pflegeansatzes, der beginnt, bevor das Verhalten des Patienten im »Mahlstrom« der hochspezialisierten Funktionsstrukturen des Krankenhauses schwierig geworden ist.

#### Pflegekräfte und die person-zentrierte Haltung

Hier wiederum ist es grundlegend, dass die Pflegekräfte ganz bestimmte Vorstellungen von dem, was für eine Person mit Demenz das »Menschsein« ausmacht, in internen oder externen Fort- und Weiterbildungsveranstaltungen reflektieren und gegebenenfalls neu überdenken können. Wir können die Summe dieser bewussten, oftmals aber auch unbewussten Vorstellungen in dem Begriff »Menschenbild« zusammenfassen. Und »es ist wichtig, dass sich Pflegende über ihr eigenes Menschenbild bewusstwerden. [...] Denn das Menschenbild beeinflusst die Haltung und die Art, wie wir mit anderen Menschen in Beziehung treten, maßgeblich«.[84]

Allerdings lässt sich eine person-zentrierte Haltung, die eine bestmögliche Lebensqualität für Patientinnen und Patienten mit Demenz zu gewährleisten sucht, nicht innerhalb kürzester Zeit »herstellen«. Sie muss vielmehr als ein Prozess verstanden werden, der »nie abgeschlossen sein, sondern bedingt durch innere und äußere Veränderungen immer wieder auf den Prüfstand gestellt werden [wird]«.[85] Die Haltung muss also in der Praxis immer wieder verfeinert und für jeden Patienten und jede Patientin mit Demenz individuell angepasst werden. Dazu müssen wir die Idiosynkrasien (individuelle Besonderheiten) der Patientin oder des Patienten herausarbeiten wollen, die seine Persönlichkeit ausmachen und uns helfen, seine Bedürfnisse besser zu verstehen.

Besondere Bedeutung kommt dabei dem 2018/2019 erschienenen Expertenstandard »Beziehungsgestaltung in der Pflege von Menschen mit Demenz« des Deutschen Netzwerks für Qualitätsentwicklung in der Pflege (DNQP) zu. Er beschreibt die neuesten wissenschaftlichen Erkenntnisse im Umgang mit Menschen mit Demenz und was Betroffene und ihre Angehörigen im Krankenhaus, in der ambulanten Pflege und in Pflegeheimen von der Pflege erwarten können. Zwar gibt es keine rechtliche Verpflichtung, den Expertenstandard einführen zu müssen, da noch keiner der Expertenstandards des DNQP nach Paragraph 113a des Sozialgesetzbuches veröffentlicht wurde, doch in der Krankenversicherung und der Pflegeversicherung gibt es die Norm, gemäß diesen neuesten Erkenntnissen zu pflegen.

Auch der aktuelle Expertenstandard kann für die Pflege von Menschen mit Demenz keinen Algorithmus, keine Handlungsvorschrift zur Lösung eines Problems bieten. Er kann nur ganz allgemein formulieren, wie eine Beziehung zu Menschen mit Demenz gelingen kann, in dem Sinne: Wenn du das oder jenes bei einem Menschen mit Demenz erreichen willst, dann versuche dies ... Aber es gibt keine Gewähr, dass es funktioniert. Darüber hinaus bleibt auch der beste Expertenstandard ohne die entsprechende Haltung der Pflegekräfte ein seelenloses Wortgerippe.

Es ist selbstverständlich, dass sich auf dem Weg zu einem demenzsensiblen Krankenhaus nicht nur die Haltung der Pflegekräfte verändern muss, sondern auch Organisationen, Strukturen und Prozesse. Und mögen sich auch in Zukunft die Strukturen und Organisationen in den verschiedenen Einrichtungen auf dem Weg zu einer demenzsensiblen und person-zentrierten Pflege in bestimmter Hinsicht gleichen, Patienten und Patientinnen mit Demenz und das Pflegepersonal sind individuelle Menschen – andere Menschen in anderen Krankenhäusern haben vielleicht andere Ängste, Sorgen und Nöte.

## Was können Sie als Angehörige tun?

»Vielfach resultieren Konflikte in der Pflege aus einem fehlenden Wissen der Angehörigen um Erkrankungssymptome und Kommunikationsregeln mit den Betroffenen.«[86] Genau das kann Ihnen nicht mehr passieren, denn Sie kennen nun die verschiedenen Formen primärer Demenzen, wissen um deren Symptome und Verlauf. Weiterhin haben Sie bereits eine sehr gute Vorstellung der person-zentrierten Pflege und Haltung gemäß Tom Kitwood und damit der »Kommunikationsregeln«. Letztere haben wir auf die einfache Formel gebracht: Vermitteln Sie ihrem betroffenen Familienangehörigen im Gespräch das Gefühl, dass Sie ihn *hören* (wenn er Bedürfnisse äußert), *verstehen* (um seine Ängste und Sorgen wissen), *annehmen* (als Mensch und Person) und er sich mit Ihnen und Ihrer Familie *verbunden* wissen kann (als vollwertiges Mitglied). Auch haben Sie bereits eine Vorstellung, welch zentrale Rolle das Bedürfnis nach Beschäftigung hierbei spielt.

Darüber hinaus kennen Sie sich am besten mit der Unterstützung und Betreuung aus, die Ihr Angehöriger oder Ihre Angehörige bei der Verrichtung alltäglicher Handlungen braucht, wie beispielsweise bei der Körperpflege oder bei der Einnahme der Mahlzeiten. Sie bemerken auch sofort eine plötzliche Wesensveränderung bei Ihrem Familienmitglied, die ein Hinweis auf ein Delir (Seite 16) sein könnte. Informieren Sie dann sofort die Pflege.

Einige Dinge können Sie bereits vor der Aufnahme ins Krankenhaus gemeinsam mit Ihrem Familienmitglied vorbereiten, andere werden bei der Gestaltung des Aufenthaltes wichtig oder für das Planen der Heimreise.

## Wichtig für das Aufnahmegespräch

Wenn die Aufnahme Ihres Familienmitglieds in ein Krankenhaus geplant ist, bitten Sie noch vor oder während der Aufnahme beziehungsweise die aufnehmende Station um ein persönliches Gespräch mit der Pflege und weisen Sie auf die Demenzerkrankung hin. Fragen Sie nach Ihrer Ansprechperson im Krankenhaus oder auf der Station. Häufig bieten Krankenhäuser »Servicestellen« für an Demenz erkrankte Patienten und Patientinnen und Ihre Angehörigen an oder verfügen über sogenannte »Demenzbeauftragte«. Auch gibt es immer häufiger auf den Stationen Pflegefachkräfte mit einer Zusatzqualifikation im Umgang mit Patienten mit kognitiven Einschränkungen oder einer Demenz.

Alle Informationen – insbesondere Unterlagen und Befunde über die diagnostizierte Demenz – helfen dem Pflegepersonal und der Ärzteschaft, den Pflege- und Behandlungsablauf besser an die Bedürfnisse Ihres Familienmitglieds anzupassen, ihn in möglichen schwierigen oder stressigen Situationen besser zu verstehen oder diese gar nicht aufkommen zu lassen.

Eine gute Möglichkeit, sich während des Gesprächs zu orientieren und wichtige Informationen weiterzugeben, bieten sogenannte Patienteninformationsbögen, die beispielsweise die Deutsche Alzheimer Gesellschaft anbietet (den Link finden Sie in den Empfehlungen, Seite 118). Diese Bögen, die Sie am besten mit Ihrem Familienmitglied gemeinsam ausfüllen, beinhalten Angaben zur Person, zu den aktuellen Lebensumständen, zu Vorlieben und Abneigungen, zu den aktuellen Medikamenten usw.

Auch die Medikamente Ihres Familienmitglieds sollten Sie für zwei Tage vorbereiten, da diese auf der Station oft erst bestellt werden müssen. Bei einem Notfall, wo alles schnell gehen muss, können Sie diese Unterlagen nachreichen, ebenso die eventuell zu Hause noch liegen gebliebene Brille, die Zahnprothese, das Hörgerät usw.

Machen Sie klare Absprachen mit der Pflege, welche Aufgaben Sie während des Stationsaufenthaltes übernehmen können und möchten und zu welchen Zeiten, beispielsweise beim Frühstück, Mittagessen oder

## Weniger ist mehr

Packen Sie nicht zu viele Kleidungsstücke oder Utensilien in einen oder gar mehrere Koffer, wie Sie es vielleicht bei einem Urlaub tun würden. Die Stationen verfügen meist über genügend Materialien zur Pflege, wie etwa Einlagen, Schutzhosen, saugfähige Unterlagen usw. Können die Dinge Ihres Angehörigen nicht in dem oft engen Patientenschrank untergebracht werden oder müssen gar noch gepackte Koffer im Patientenzimmer frei herumstehen, kann Ihr Angehöriger nicht nur stürzen, sondern auch sogenannte »Hinlauftendenzen« entwickeln (früher: Weglauftendenzen). Das heißt, er glaubt, dass die »Heimreise« kurz bevorstehe, und möchte an einen Ort, wo er sich geborgen fühlt (natürlich möglichst weg von der Station).

Abendessen, Sie unterstützen oder wann Sie Ihrem Familienmitglied vor Ort gemeinsame Beschäftigungsmöglichkeiten anbieten können und möchten.

### Was können Sie während des Aufenthalts tun?

Während des Krankenhausaufenthaltes ist natürlich Ihr regelmäßiger Besuch, soweit Ihnen das möglich ist, das Wichtigste für Ihr Familienmitglied. Zusätzliche Sicherheit verleihen auch Materialien oder Dinge, mit denen Ihre Angehörige oder Ihr Angehöriger sich beschäftigen kann, und persönliche, liebgewonnene kleinere Dinge. Eine Fotografie von Ihnen und der Familie, die auf dem Nachtschränkchen neben dem Bett aufgestellt und leicht zu greifen ist, kann ebenfalls helfen. Solche »Habseligkeiten« verleihen Ihrem Familienmitglied Sicherheit und ein Gefühl von Identität. Denken Sie auch an eine Uhr, die Ihr Angehöriger gut ablesen kann, und einen Kalender für Menschen mit Demenz, der nicht nur zur Orientierung, sondern auch zur Beschäftigung dienen kann.

### Was ist bei der Entlassung zu beachten?

Die Heimreise sollten Sie frühzeitig planen und die Pflege bitten, den »Sozialdienst« des Krankenhauses einzuschalten, der Sie und Ihr Familienmitglied umfassend beraten kann, beispielsweise hinsichtlich der Beantragung eines Pflegegrades oder zur Verlegung in eine Rehabilitationsklinik. Klären Sie mit der Pflege beziehungsweise dem sogenannten »Entlassungsmanagement« die weitere Medikation und Therapie sowie notwendige pflegerische Maßnahmen und letztlich auch, ob ein Krankentransport beauftragt werden muss oder Sie selbst die Heimreise Ihres Angehörigen organisieren können.

# Förderung und Beschäftigung von Menschen mit Demenz

Werden Angehörige mit Demenz zu Hause betreut, stellt sich die Frage nach der Tages- und Wochenstruktur und nach geeigneten Beschäftigungsangeboten. Darüber habe ich mit Frau Petra Dreisch gesprochen.

Petra Dreisch arbeitet in der Erwachsenenpsychiatrie und Gerontopsychiatrie als Betreuungskraft. In der Klinik für Urologie der Unversitätsmedizin Mainz betreut sie das Projekt zur Förderung und Beschäftigung von Patientinnen und Patienten mit kognitiven Einschränkungen oder Demenz. Ich habe ihr einige Fragen zu ihrer Tätigkeit gestellt.

### Was sollte man bei der gemeinsamen Tages- und Wochenplanung beachten?

Ein wichtiger Orientierungspunkt sind die Mahlzeiten zu festgelegten Zeiten. Da Menschen mit Demenz oft gern in Gesellschaft sind, wirkt sich die Anwesenheit einer Pflegeperson – oder besser noch einer angehörigen Person – natürlich positiv aus. Manche Personen mit Demenz vergessen einfach zu essen oder zu trinken, wenn man sie allein lässt. Auch gemeinsame Spaziergänge, ob mit oder ohne Rollstuhl, sollte man gemeinsam über die Woche verteilt planen. Das gilt auch für kleinere Aktivitäten und Beschäftigungsangebote, die der oder die Betroffene gern mag. Das können einfache Tänze sein oder Mandalas ausmalen, die nicht zu kompliziert sind. Wir haben einfache Gesellschaftsspiele angeschafft mit größeren Spielfiguren und Würfeln. Oder man wirft sich einfach einen Wasserball zu, um die Koordination zu trainieren. Manchmal erledigen die Patientinnen oder Patienten auch kleinere Aufgaben wie beispielsweise das Ausräumen und sorgfältige Wieder-Zurücklegen ihrer Wäsche oder das Falten von Handtüchern. Wichtig ist, dass der Mensch mit Demenz das Gefühl hat, dass jemand da ist, der sich auskennt, ihn ernst nimmt und weiß, wie es weitergeht.

### Lässt sich eine solche »ideale« Tagesstruktur auch im Krankenhaus umsetzen?

Das ist natürlich immer eine Gratwanderung und kommt vor allem auf das körperliche und seelische Befinden der Patientin oder des Patienten an. Manchmal muss der Patient spontan zum Röntgen oder zu einer anderen Untersuchung. Auch die ärztliche Visite ist nicht immer auf die Minute genau planbar. Hier muss man dann improvisieren und schauen, was möglich ist. Hilfreich und schnell durchzuführen sind kleinere therapeutische und pflegerische Maßnahmen wie beispielsweise eine Handmassage. Die meisten Menschen mit Demenz empfinden diese Form der nicht aufdringlichen Nähe als sehr angenehm und man lernt sie noch besser kennen, ihre Möglichkeiten, Bedürfnisse aber auch ihre Grenzen. Führt man solche Maßnahmen morgens und abends durch, vertreibt das nicht nur die Langeweile, sondern man kann den Tag ein- oder ausleiten. Auch sollte man jegliche Hektik vermeiden wie beispielsweise zu viele Anwesende im Patientenzimmer. Das Wichtigste sind natürlich die persönlichen Gespräche mit den Patientinnen und Patienten. Diese können biografische Themen aufgreifen, aber auch anregende kurze Gespräche über das aktuelle Tagesgeschehen sein, um eine Orientierung zu Ort und Zeit zu geben. Dafür ist eigentlich immer Zeit.

### Welche Tipps können Sie Angehörigen von Menschen mit Demenz geben?

Nicht ganz einfach ist sicher das Zuhören von sich ständig wiederholenden Geschichten aus der Vergangenheit der Betroffenen. Hier gilt es sicher, einen gewissen Abstand zu gewinnen und dennoch aufmerksam zuzuhören, freundlich und verständnisvoll zu bleiben. Auf Geschichten, die positive Emotionen wecken, sollte man auch positiv eingehen; negative nur aufnehmen, nicht aber kommentieren, da sonst eine »Endlosschleife« entstehen kann. Auch sollte man Menschen mit Demenz nicht mit – wenn auch gutgemeinten – Ratschlä-

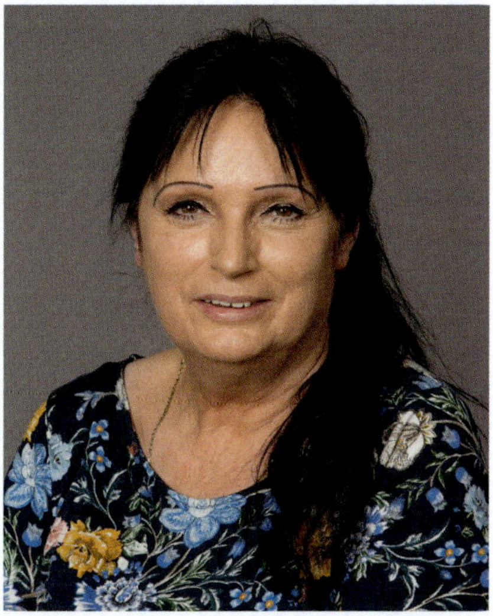

gen wie »Das wird schon wieder« oder »Du musst nur wollen« vertrösten. Menschen mit Demenz sind sehr sensibel für solche »Notlügen«. Am wichtigsten ist, denke ich, dass Angehörige ihre eigenen Grenzen nicht ignorieren und sich Rat oder Hilfe bei kompetenten Stellen einholen, bevor diese Grenzen überschritten werden. Ein Warnzeichen für solche Grenzüberschreitungen sind beispielsweise Gedanken wie »Ich wollte, wir wären beide tot« oder Ähnliches. Dann ist es eigentlich schon zu spät. So weit darf es nicht kommen und muss es auch nicht. Denn es gibt genug Möglichkeiten, sich frühzeitig Beratung und Hilfe zu holen.

# Biografiearbeit und Erinnerungspflege

Biografiearbeit und Erinnerungspflege sind eine Form der Beschäftigung. Sie sorgen für Wohlbefinden und lassen die gemeinsame Zeit zu einer »guten Zeit« werden.

Biografiearbeit ist keine »Therapie«, sondern der »rote Faden«, der zu einem bestmöglichen Personsein führen und zu einem besseren Verstehen des individuellen Verhaltens einer Person mit Demenz wesentlich beitragen kann. Doch besitzt die Biografiearbeit mit Menschen mit Demenz keine einheitliche Methode, sondern ihre Quellen entspringen der in den 1960er-Jahren in den USA entwickelten »Erinnerungstherapie«. Für Kitwood wurde die Bedeutung der »Erinnerungsarbeit« für Menschen mit Demenz erkannt, als man feststellte, »dass biografisches Wissen auf vielfältige Weise in die Pflegeplanung und -praxis integriert werden konnte [...]. Pflege-Settings begannen, sich mit Angehörigen darüber zu beraten, wie sie für Aktivitäten sorgen könnten, die zu den früheren Vorlieben und Interessen einer Person passen würden, und die Idee einer Art von Lebensgeschichtsbuch mit Fotografien wurde Teil einer optimalen Versorgung.«[87]

## Grundlagen des Erinnerns

Wie komplex der Vorgang des Erinnerns ist, wird deutlich, wenn wir uns kurz und in sehr vereinfachter Darstellung (Seite 59) vor Augen führen, welche Gedächtnisarten an der Erinnerung beteiligt sind und wo das autobiografische Gedächtnis angesiedelt ist.

Informationen werden bei allen Menschen im Kurzzeitgedächtnis nur kurze Zeit gespeichert (etwa sieben Sekunden und etwa sieben Sachen). Das Kurzzeitgedächtnis brauchen wir beispielsweise, um eine Telefonnummer einzutippen, die wir gerade eben gelesen haben, oder um eine Information zu notieren, die wir gerade von jemandem bekommen haben. Diese Informationen werden in der Regel sofort durch neue Informationen überschrieben und endgültig gelöscht, sofern sie nicht in länger »erinnernde« Bereiche des Gehirns übertragen werden. Ein intaktes Kurzzeitgedächtnis bildet die Voraussetzung dafür, dass wichtige Informationen – das können Informationen zu einem für uns bedeutenden Gefühl, Empfinden, Erleben oder Handeln sein – in übergeordnete neuronale »Strukturen« (das Langzeitgedächtnis) überführt werden, damit wir sie »lernen« und uns »merken« können.

»Das Kurzzeitgedächtnis ist der momentane Funktionszustand des Gehirns; das Langzeitgedächtnis entspricht der Architektur des Gehirns, von der Synapse [der Verbindungsstelle zwischen zwei Nervenzellen oder einer anderen Zelle, beispielsweise einer Muskelzelle; Anm. d. Verf.] bis zur systemischen [das Gehirn als ganzes System betreffenden; Anm. d. Verf.] Organisation.«[88]

Dieser Überführungsprozess in eine höhere Struktur ist bei Menschen mit Demenz typischerweise gestört. Deshalb bleiben keine neuen Informationsinhalte längerfristig erhalten. Dafür kann aber der Zugriff auf bestimmte Inhalte des Langzeitgedächtnisses noch lange – sogar über Jahre hinweg – möglich bleiben.

Die Informationen, die im Langzeitgedächtnis gespeichert sind, können wiederum ganz verschiedener Art sein. Zum einen handelt es sich um Informationen des *impliziten Gedächtnisses*, die wir uns zwar merken, die sich in der Regel aber nicht bewusstmachen oder sprachlich ausdrücken lassen.

Diesen Informationen stehen die Informationen des *expliziten* oder *deklarativen Gedächtnisses* – bestehend aus *semantischem* und *episodischem Gedächtnis* – gegenüber, mit denen sich gedanklich einfach umgehen lässt und die sich leicht in Worten ausdrücken lassen.

## Das explizite oder deklarative Gedächtnis

Im *semantischen Gedächtnis* als »Teil« des Langzeitgedächtnisses sind Fakten enthalten, die unabhängig von der eigenen Person gelten, zum Beispiel »Berlin ist die Hauptstadt von Deutschland« oder »Die Erde ist ein Planet, die Sonne ein Stern«, »Andreas saß bei meinem Geburtstag neben mir« usw. Im Unterschied dazu enthält das *episodische Gedächtnis* Informationen, die in enger Beziehung zu unserer Person stehen, und bezeichnet die Fähigkeit, sich an persönliche, in der Vergangenheit liegende Ereignisse zu erinnern und diese – zumindest in Teilen – wiederzugeben, zum Beispiel »der erste Kuss«. Bei älteren Menschen stammt ein großer Anteil wichtiger Erinnerungen aus der Zeit zwischen dem 15. und 30. Lebensjahr, mit einem Höhepunkt etwa um das 20. Lebensjahr.

Der episodische Anteil kann bei Menschen mit Demenz bereits im frühen Stadium der Erkrankung beeinträchtigt sein, da die für die Sprache relevanten Gehirnareale (Hippocampus, temporaler Neokortex) stark verändert sind. Man kann vermuten, dass die Fähigkeit sprachlichen Ausdrucks – als Gespräch zwischen mehreren Personen oder in Form des Selbstgesprächs als Tagebuch oder Autobiografie – eng mit dem Erinnern persönlicher Ereignisse aus der Vergangenheit verbunden ist.

Das explizite Gedächtnis speichert also Fakten und jene persönlichen Geschichten und Momente, die das *autobiografische Gedächtnis* prägen. Daraus greift unser Gehirn für die Bewahrung unserer kontinuierlichen Identität auf vergangene Empfindungen, Erlebnisse und Handlungen zu. An Fakten erinnern wir uns dabei aus einer unbeteiligten Zuschauerperspektive (»Andreas saß bei meinem Geburtstag neben mir.«). Momente, die mit Emotionen verknüpft sind, werden uns dagegen aus der Ich-Perspektive bewusst (»Andreas hat mir an meinem Geburtstag einen Heiratsantrag gemacht.«).

Geht der Zugriff auf das Langzeitgedächtnis in fortgeschrittenen Stadien der Demenzerkrankung immer mehr verloren, gelingt auch die Verknüpfung von aktuellen Ereignissen mit persönlichen Erlebnissen aus der Vergangenheit nicht mehr. Die Folge ist ein stetiger Verlust der individuellen Wesenszüge der betroffenen Person, die wir als typisch für die Beschreibung ihres Charakters angesehen haben. So scheint sich beispielsweise Opa, der Oma immer über alles liebhatte, völlig verändert zu haben und behandelt Oma und uns, als seien wir Fremde. Verständlicher wird ein solches Verhalten, wenn wir uns vor Augen führen, dass mit dem krankheitsbedingten zunehmenden Verlust der Fähigkeit des Gehirns zur Verknüpfung von aktuellen Ereignissen mit vergangenen Erlebnissen sich auch die emotionale Bindung zusehends auflöst.

## Das implizite oder nicht-deklarative Gedächtnis

Dem expliziten Gedächtnis steht das implizite Gedächtnis mit seinen vier Gedächtnisarten gegenüber.

**Das implizite Gedächtnis besteht aus:**

1. Priming (wenn wir beispielsweise aufgrund weniger Töne eine Melodie wiederkennen)
2. prozedurales Gedächtnis (beispielsweise die Fertigkeit des Fahrradfahrens oder Walzertanzens, ohne dass wir immer wieder darüber nachdenken müssten, wie es funktioniert)
3. assoziatives Gedächtnis (beispielsweise die erlernte Angst vor Hunden)
4. nicht-assoziatives Gedächtnis (beispielsweise die Gewöhnung an Straßengeräusche)

Da sich diese Informationen der Erinnerung meist schwer sprachlich ausdrücken lassen, wird das implizite Gedächtnis auch nicht-deklaratives Gedächtnis genannt.

Ebenfalls im impliziten Gedächtnis abgespeichert sind emotional aufgeladene Erinnerungen, die wir nicht bewusst abrufen können, die mit einer bestimmten Sinneserfahrung verbunden sind und durch eine erneute Erfahrung dieser Art plötzlich wachgerufen werden: Wir hören beispielsweise ein altbekanntes Lied. Und plötzlich steigt unsere Vergangenheit auf, als wir dieses Lied zum ersten Mal voller Freude im Kreise der Familie sangen. Alle unsere Sinne können bei entsprechender Stimulation unsere Vergangenheit aufsteigen lassen: Hören (zum Beispiel ein altbekanntes Lied, Gedicht oder Gebet), Sehen (zum Beispiel einen liebgewonnenen Gegenstand aus der Vergangenheit), Tasten (zum Beispiel einen oft benutzten Gegenstand, ein Schmuckstück oder eine altbekannte berührende Geste) und vor allem auch Riechen und Schmecken (einen aus der Vergangenheit bekannten Geruch und Geschmack).

Der Psychiater und Philosoph Thomas Fuchs erklärt die Hintergründe einer solchen gegenwärtigen, nicht-sprachlich wirksamen Form der Erfahrung (wie Proust sie auch in dem Roman »Auf der Suche nach der verlorenen Zeit« beschreibt, Seite 59): »Mit der bewussten oder expliziten Erinnerung ist

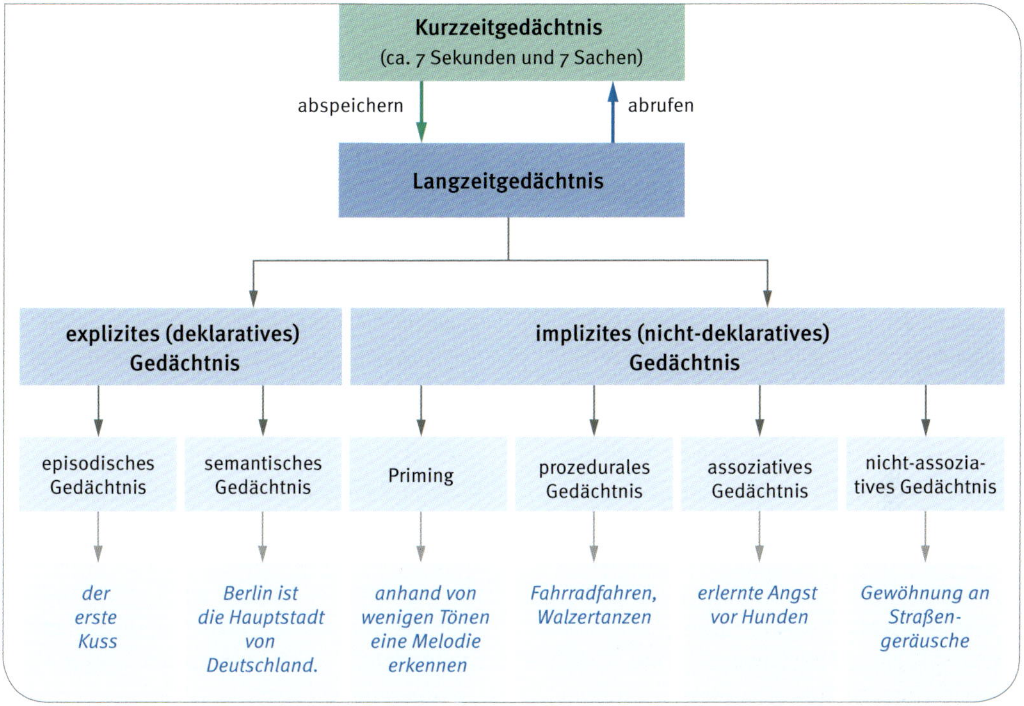


In unserem Langzeitgedächtnis werden verschiedene Erinnerungen an unterschiedlichen Stellen gespeichert.

das Phänomen des Gedächtnisses bei weitem nicht erschöpft, denn das meiste von dem, was wir erlernt haben, wird gar nicht im Rückblick, sondern vielmehr im praktischen Lebensvollzug zugänglich […]. Ein leibliches Können, eine Gewohnheit hat sich entwickelt, ein ›*knowing how*‹, das aber nicht oder nur schwer verbalisierbar ist – wir wären kaum in der Lage zu beschreiben, wie wir etwa einen Walzer tanzen. Somit richtet sich das explizite Erinnern von der Gegenwart zurück auf die Vergangenheit; das implizite Gedächtnis hingegen vergegenwärtigt die Vergangenheit nicht, sondern enthält sie latent, als gegenwärtig wirksame Erfahrung in sich. Es ist unsere gelebte Vergangenheit. […] Selbst dann, wenn eine Demenzerkrankung einen Menschen seiner expliziten Erinnerungen beraubt, behält er noch immer sein leibliches Gedächtnis: Seine Lebensgeschichte bleibt gegenwärtig in den vertrauten Anblicken, Gerüchen, Berührungen und Handhabungen der Dinge, auch wenn er sich über den Ursprung dieser Vertrautheit keinerlei Rechenschaft mehr ablegen und seine Geschichte nicht mehr erzählen kann. Sein Leib und seine Sinne werden zum Träger personaler Kontinuität, einer mehr gefühlten als gewussten Erinnerung, einem sprachlosen, aber treuen Gedächtnis.«[89]

### Geruch und Geschmack können Erinnerungen auslösen

Das prominenteste Beispiel für das aktuelle Auftauchen einer mit starken Gefühlen verbundenen Erfahrung aus einem erlebten Reiz des Geruchs- und Geschmackssinns stammt aus dem Roman »Auf der Suche nach der verlorenen Zeit« von Marcel Proust. Auf diese Stelle wird oft im Zusammenhang mit dem Vorgang der Erinnerung an vergangene Zeiten verwiesen. Ich möchte Ihnen dieses eindrucksvolle Beispiel – wenn auch sehr stark gekürzt – nicht vorenthalten.

»So kam es […], dass ich […], wenn ich […] mich wieder an Combray [Kleinstadt in Frankreich; Anm. d. Verf.] erinnerte, davon nichts als nur eine Art von erleuchtetem Mauerstück sah […]. Es ist verlorene Liebesmüh, dass wir versuchen, [unsere Vergangenheit] zu beschwören, alle Anstrengungen unseres Verstandes sind vergeblich. […] Schon viele Jahre lang hatte für mich von Combray nichts mehr existiert […], als an einem Wintertag meine Mutter […] mir vorschlug, […] ein wenig Tee zu trinken. […] Sie ließ einen dieser gedrungenen rundlichen Kuchen bringen, die ›Petites Madeleines‹ genannt werden. […] Und bald führte ich […] einen Löffel Tee, in dem ich ein Stück der Madeleine hatte aufweichen lassen, zu den Lippen. Und im gleichen Augenblick, in dem dieser Schluck, mit den Krümeln des Kuchens vermischt, meinen Gaumen berührte, fuhr ich zusammen, gebannt durch das Außergewöhnliche, das sich in mir vollzog. […] Und dann ist mir ganz plötzlich die Erinnerung erschienen. Dieser Geschmack war der des kleinen Stücks Madeleine, das meine Tante Léonie mir sonntagmorgens […] in Combray angeboten hatte, nachdem sie es in ihren Aufguss von Teeblättern oder Lindenblüten getaucht hatte. […] Und nachdem ich den Geschmack des in Lindenblütentee getauchten Stücks Madeleine […] wiedererkannt hatte […], trat auch das alte graue Haus, wo sich an der Straßenfront ihr Zimmer befand, wie eine Theaterdekoration zu dem kleinen rückseitigen Häuschen hinzu, […] (also zu dem herausgeschnittenen Mauerstück, das ich bis dahin als einziges hatte wiedererkennen können); und mit dem Haus die Stadt, von morgens bis abends und durch alle Jahreszeiten, der Markt, auf den man mich vor dem Essen schickte, die Straßen, in denen ich Besorgungen erledigte, die Wege, die man bei schönem Wetter einschlug. Und […] all die Blumen in unserem Garten und in dem Park […], die Seerosen der Vivonne, die guten Leute des Dorfes und ihre kleinen Häuser, die Kirche und ganz Combray und seine Umgebung, alles was Form und Gestalt annehmen kann, Stadt und Gärten, aufgestiegen aus meiner Tasse Tee.«[90]

Die oben zitierte Passage aus »Auf der Suche nach der verlorenen Zeit« verdeutlicht auch sehr anschaulich, dass wir es bei unserer Erinnerung nicht mit einem »Filmarchiv« zu tun haben, in dem für immer konservierte »Szenen« aus unserem Leben enthalten sind. »Vielmehr gleicht der Vorgang des Erinnerns einer historischen Rekonstruktion: Das Gehirn setzt die seinerzeit erlebte Szene aus gespeicherten Fragmenten […] neu zusammen und kann sich dabei letztlich nur auf spärliche Fakten und wenige Bruchstücke stützen.«[91]

**Erinnerungen werden an verschiedenen Orten gespeichert**

Allerdings gibt es keinen bestimmten Ort in unserem Gehirn, der nur der Speicherung von Erinnerungen dient. Vielmehr setzt der Reiz – hier der Geruch und Geschmack des im Tee aufgeweichten Gebäcks – neuronale Schaltkreise und komplexe Prozesse in Gang, in denen weitere »Bruchstücke« unserer Erinnerung gespeichert sind. Dennoch spielen auch ganz bestimmte Regionen unseres Gehirns als Schaltstellen eine Schlüsselrolle beim Erinnern: »Dazu gehören unter anderem der Hippocampus sowie Teile des Thalamus, allesamt Regionen des limbischen Systems, das Gefühle verarbeitet, steuert und zur Abspeicherung im Langzeitgedächtnis weiterleitet. Deshalb merken wir uns mit dem Geschehen, das wir erlebt haben, auch die emotionale Situation, in der wir uns befunden haben.«[92]

Ohne diese komplexen Prozesse und vielfach vernetzten Strukturen können Informationen aus unserer Vergangenheit nicht wieder abgerufen werden. »So wie ein Buch in einer Bibliothek gewissermaßen verschollen ist, wenn es nicht in einem Katalog verzeichnet ist und sich anhand seiner Signatur auffinden lässt.«[93] Während allerdings ein Buch immer den gleichen Text enthält, verändert sich unsere Erinnerung jedes Mal, sobald sie abgerufen wird, ohne dass uns dies bewusst wäre. Zum einen »hat sich unser Gehirn nicht alle Einzelheiten der ursprünglichen Situation einprägen können, sondern rekonstruiert das Geschehen anhand weniger Eckpunkte und Bruchstücke. Um einen stimmigen Zusammenhang herzustellen, füllt es die bestehenden Lücken daher mithilfe von allgemeinem Wissen und Erfahrungswerten aus. [...] Zum anderen drückt die Gegenwart der Vergangenheit ihren Stempel auf. Unsere Stimmung und die Umstände, unter denen wir im Heute die Erinnerung an das Gestern abrufen, können deren Inhalte erheblich verändern, wie auch unsere inzwischen gesammelten Erfahrungen und Fakten.«[94]

Unser Gehirn »rekonstruiert« also auf der Grundlage unserer gegenwärtigen Gefühlslage und unseres aktuellen Wissens aus den abgespeicherten Erinnerungsfragmenten unsere einzigartige, individuelle und möglichst kohärente, schlüssige Biografie und (Lebens-)Geschichte. Um es in Anlehnung an den US-amerikanischen Schriftsteller Paul Auster (geb. 1947) zu sagen: Was unser Gehirn an den Geschichten aus unserer Vergangenheit interessiert, ist weniger, ob sie mit dem tatsächlichen damaligen Geschehen genau übereinstimmen, »nicht ihre Beziehung zur Welt, sondern zu anderen Geschichten«.[95]

## Biografiearbeit und Erinnerungspflege praktisch

Die folgenden Abschnitte führen Sie in die Grundlagen der Biografiearbeit ein. Danach erläutere ich kurz, wie das beigefügte Biografieheft aufgebaut ist und wie Sie es gemeinsam nutzen können.

### Biografiearbeit mit dem Biografieheft

Zur Biografiearbeit gehört das *gemeinsame* Sammeln und systematische Ordnen von biografischen Angaben, die Sie im Gespräch oder auch im alltäglichen Umgang mit dem betroffenen Familienmitglied in Erfahrung bringen. Diese Angaben können Sie in dem beigefügten Biografieheft – in Form von Notizen, Familienfotos, Bildern oder Urkunden – aufbewahren, um sie dann im Rahmen der Erinnerungspflege anzuwenden und sorgsam in den pflegerischen Alltag einfließen zu lassen. Gesammelt werden sollten also wohl Informationen zur Familien- und Lebensgeschichte als auch zur Lebenswelt der an Demenz erkrankten Person, zu ihren Vorlieben, Gewohnheiten und Abneigungen. »Hierbei werden Lebensthemen identifiziert, die eine positive Resonanz erzeugen, um diese für die Erinnerungspflege zu nutzen. Gleichzeitig können sich auch Lebensthemen herauskristallisieren, die mit negativen

Gefühlen verbunden sind und in der Erinnerungspflege bewusst vermieden werden.«[96]

Bei manchen biografischen Informationen kann es sich also auch um äußerst traumatische (mit Gewalt verbundene) Erlebnisse aus der Vergangenheit der an Demenz erkrankten Person handeln, wie beispielsweise die Erfahrung, in der frühen Kindheit Opfer einer Vergewaltigung gewesen zu sein. Solche traumatischen Erlebnisse sollten wir ruhen lassen. Es sei denn, sie helfen uns in Notsituationen, das gegenwärtiges Verhalten besser zu verstehen und entsprechend zum Wohl der betroffenen Person zu handeln.

### Angst vor der Sauerstoffmaske

*Ein Patient mit einer Alzheimer-Erkrankung im mittleren Stadium entwickelte plötzlich furchtbare Angstzustände, als wir ihm nach einer langen und schwierigen Operation wieder die Sauerstoffmaske anpassen wollten. Er konnte für diese ungeheure Angst keinen Grund angeben. Ich fragte seine Ehefrau nach Ereignissen im Leben ihres Mannes, die mit großer Angst verbunden waren. Da berichtete sie mir, dass er Kampfschwimmer bei der NVA war und bei einem Einsatz beinahe ertrunken wäre, sich aber an dieses traumatische Erlebnis nicht mehr erinnerte. Die Sauerstoffmaske, die wir ihm anpassen wollten, war wohl vom Geruch und Geräusch seiner Tauchermaske ähnlich und dadurch der Auslöser für seine Todesangst. Wir ersetzten die Maske durch eine Sauerstoffbrille, die er problemlos tolerierte, und auch seine Angstzustände gingen fast »schlagartig« zurück.*

Bei der Biografiearbeit mit Menschen mit Demenz handelt es sich also ganz allgemein um ein Verfahren der Informationssammlung, der Beurteilung dieser Informationen und deren praktische Anwendung in der Erinnerungspflege und dem alltäglichen Umgang mit den Betroffenen.

Dabei geht es »*nicht* um die vollständige Beschreibung der äußeren Umstände und des Lebensverlaufs einer Person«, sondern zunächst einmal darum, »für die Person und deren Lebensgeschichte wichtige und charakteristisch erscheinende Details festzuhalten«.[97] Zentral ist »die um Verstehen bemühte Annäherung an die demenziell veränderte Person«,[98] und zwar auf der Grundlage der Kriterien einer person-zentrierten Haltung, die wir bereits kennen: Kongruenz, Wertschätzung und Empathie (Seite 42). Die Annäherung sollte dabei von folgenden Fragen geleitet sein:[99]

- Was macht diese Person aus?
- Was hat diesen Menschen in seinem bisherigen Leben motiviert, was treibt ihn womöglich noch immer an?
- Was war und ist dieser Person wichtig?
- Was macht ihr Freude?
- Was gibt ihr Halt?
- Was tut ihr gut?

Wie bereits erwähnt, bildet reines »Faktenwissen« oder »Faktengenauigkeit« nicht das letztlich entscheidende Kriterium der Biografiearbeit, wobei natürlich alle Informationen auf ihren Wahrheitsgehalt zu überprüfen und gegebenenfalls mit Vorsicht zu behandeln sind. Bei auf den ersten Blick widersprüchlich erscheinenden Informationen muss es sich nicht immer um Fantasievorstellungen der an Demenz erkrankten Person handeln. Manchmal können Erinnerungen Wesensmerkmale Ihres Angehörigen aus einer Zeit wachrufen, von der er nie erzählt hat und die Sie so nicht an ihm kennen. Eine Angehörige erzählte mir beispielsweise, dass ihr Mann, ein ehemaliger Oberstudienrat, fantasiere und unflätige Dinge erzähle. Tatsächlich war der Mann, wie er mir erzählte, in seiner frühen Jugend Mitglied einer Rockerbande gewesen, von der er seiner Frau wohl nie erzählt hat, und wechselte unbewusst, wenn er mir darüber berichtete, in eine Art »Gangstersprache«.[100]

Auch kann die Person mit Demenz von ihrer noch vorhandenen Möglichkeit Gebrauch gemacht haben, sich zu verändern. Die Biografie darf nicht zum »Elfenbeinturm« erklärt werden, in dem die an Demenz erkrankte Person in ihrer eigenen Vergangenheit eingeschlossen lebt, sondern sie entwickelt durchaus auch neue Interessen, Vorlieben oder Abneigungen. »Dann kann es vorkommen, dass selbst eine viele Jahrzehnte geltende Vorliebe – für eine bestimmte Aktivität, eine besondere Speise – auf einmal nicht mehr gehegt wird. Egal, wie eingeschränkt und beeinträchtigt eine Person ist: solange sie atmet, ist ihr Leben offen, bleiben Veränderungen gleich welcher Art möglich.«[101]

Hin und wieder kann es aber auch sein, dass eine Person mit Demenz sich an etwas zu erinnern glaubt, von dem sicher ist, dass sie es nie erlebt hat. Wie soll man als Angehörige oder Angehöriger auf solche Fantasievorstellungen reagieren?

»Man sollte derartige Wahrnehmungen oder Verhaltensweisen nicht als unsinnig abtun. Das würde die Betreffenden kränken und verunsichern. […] Am besten [ist] es zu überlegen, welches Bedürfnis hinter der Einbildung steckt und wie man dieses in die häusliche oder auch stationäre Arbeit einbinden könnte.«[102]

Gespenster lassen sich wegboxen

*Eine Auszubildende in der Pflege erzählte mir im Unterricht, dass sie während der Zeit ihres Praktikums in einem Pflegeheim einen Patienten betreute, der an der Alzheimer-Krankheit im mittleren Stadium litt. Er erklärte ihr, dass Gespenster im Raum seien und sie ihm helfen solle, gegen diese zu boxen. Ihr war die Situation eher peinlich, wie sie mir sagte. Letztlich stellte sich aber heraus, dass der alte Mann früher Boxtrainer war und auch eine Lizenz besaß. Ließ man sich auf die Situation ein, blühte der alte Boxer auf, korrigierte die Haltung seiner neuen »Schülerin« und konnte sogar Grundschritte, Bewegungen und Schläge aus dem Boxsport – wenn auch sehr langsam und nur für ein oder zwei Minuten – selbst beispielhaft vorführen. »Das war nicht so mein Ding«, meinte die Auszubildende. »Aber er wirkte danach immer glücklich – und Gespenster waren auch keine mehr da.«*

Eine um das Verstehen der an Demenz erkrankten Person bemühte Bioagrafiearbeit wird auch die historischen, sozialen und kulturellen Hintergründe für das Gewordensein dieser Person nicht außer Acht lassen. Allerdings ist dabei nicht nur zu bedenken, dass sich diese mit jeder neuen Generation älterer und an Demenz erkrankter Menschen verändern, sondern auch die damit verbundenen Rituale, Interessen oder Vorlieben: »Waren es früher oft kollektive Rituale wie der sonntägliche Kirchgang, viel gesungene Volkslieder oder eingeübte Standardtänze, sind es heute vielleicht Sportereignisse wie die Fußballbundesliga oder auch Musikstile – also eher Rock ›n‹ Roll als Walzer [...]. Das Selbstbild der Menschen ist viel individueller als früher. Gemeinsame Mahlzeiten oder Gruppenausflüge etwa werden immer weniger geschätzt, individuelle Vorlieben rücken in den Mittelpunkt.«[103]

### Erinnerungspflege

Im Gegensatz zu dem eher »anspruchsvollen« Sammeln, Strukturieren und Auswerten von biografischen Informationen geht die Erinnerungspflege eher spielerisch – wenn auch nicht leichtfertig – mit den Ergebnissen der Biografiearbeit um. Sie »trägt zur Lebens- und Pflegequalität bei, sie stärkt den Selbstwert von Menschen mit Demenz und schafft Situationen, die zum Austausch anregen und mit positiven Gefühlen verbunden sind. Sich zu erinnern ist für ältere Menschen eine Möglichkeit, auf ihr Leben zurückzublicken, dadurch Identität aufrechtzuerhalten, Freude zu erleben und sozial- und alltagsgeschichtliches Wissen fortzuschreiben. In der Betreuung von Menschen mit Demenz ist die Erinnerungspflege mit weiteren Zielen verbunden: Förderung sozialer Teilhabe, Unterstützung kommunikativer Fähigkeiten, Erhalt von

## Das Biografieheft

Das beigefügte Biografieheft soll Ihnen als zur Biografiearbeit einladende Grundlage dienen. Die Text- und Farbgestaltung ist für Menschen mit Demenz ansprechend gewählt und folgt den Lebensphasen eines als »normal« angesehenen Werdegangs der modernen Sozialisation. Die Fragen zielen darauf, womit sich Ihr Familienmitglied in seinem Leben gern beschäftigt hat oder beschäftigt. Es bietet Platz für Familien- oder Erinnerungsfotos aus den jeweiligen Lebensphasen und Anmerkungen dazu. Im Gegensatz zu anderen Biografieheften für Menschen mit Demenz, die sehr ausführliche Fragen, Medikamentenpläne und Ähnliches enthalten, haben wir uns für die denkbar schlichteste Form entschieden. Entsprechend sollten Sie es, falls ein stationärer Krankenhausaufenthalt notwendig wird, nicht beim Pflegepersonal abgeben, sondern Ihr Familienmitglied sollte es bei sich behalten, insbesondere um sich im Hier und Jetzt besser orientieren zu können. Denn die Beschäftigung mit dem ausgefüllten Biografieheft ist mehr »als ein erneutes Durchgehen der Vergangenheit«. Vielmehr scheint es, »als böten Erinnerungen den Menschen oft metaphorische Ressourcen, über ihre aktuelle Lage in einer für sie handhabbaren Weise zu sprechen«.[104]

Identität, Förderung positiver Emotionen wie Freude bzw. melancholisches Schwelgen. Erinnerungspflege kann als zeitlich begrenzte Aktivierung (maximal 90 Minuten) in einer Gruppe umgesetzt oder als Einzelintervention angeboten werden. Erinnerungspflege ist aber auch Teil des alltäglichen Interaktionsgeschehens in der Betreuung von Menschen mit Demenz. Die Inhalte für die Erinnerungspflege nähren sich aus zwei Wissensbeständen: 1. Hintergrundwissen zur Zeit-, Sozial- und Alltagsgeschichte einer Generation und 2. Spezialwissen zur individuellen Biografie«.[105]

Erinnerungspflege meint also ganz allgemein die praktische Umsetzung der Ergebnisse der vorangegangenen Biografiearbeit vor dem Hintergrund des person-zentrierten Ansatzes, wobei immer versucht wird, an die vorhandenen persönlichen, individuellen und positiven Erinnerungen der Person mit Demenz anzuknüpfen.

Bei der Umsetzung der Erinnerungspflege in Gruppen – die eher dem Bereich der stationären Pflege angehört – werden allgemeine Lebensthemen angesprochen, die zum Erfahrungsbereich aller Teilnehmenden gehören, beispielsweise die Themen Kindheit, Kleidung, Spiele, Schule, Sonn- und Feiertage, Ernährung, Arbeit, Heirat und Familie usw. Themen, die also mit hoher Wahrscheinlichkeit bei den Betroffenen positive Gefühle oder Emotionen hervorrufen. Als Gesprächsauslöser kommen sogenannte »Trigger« zum Einsatz. Das sind themenrelevante Gegenstände und Materialien, Lieder, Filmausschnitte, kurze Tanzschritte oder auch Gerüche, um die Sinne anzuregen und dadurch unterschiedliche Zugänge zu den Erinnerungsinhalten des Langzeitgedächtnisses zu ermöglichen.

Bei der Umsetzung der sogenannten Einzelaktivierung, an der eine betroffene Person und eine weitere Person – in unserem Falle Sie und Ihr betroffenes Familienmitglied – beteiligt sind, wird auf die individuell bedeutsamen Lebensereignisse und Lebenserfahrungen Bezug genommen, von denen bekannt ist, dass sie bei dem Familienmitglied mit positiven Emotionen verbunden sind. Auch hier kommen »Trigger« zum Einsatz, die persönliche Bedeutsamkeit besitzen: private Gegenstände wie alte Kuscheltiere, Medaillen, Schmuckstücke, altes Handwerkszeug oder Gegenstände der Freizeitgestaltung. Daneben können es auch Bilder wie private Fotografien aus der Vergangenheit oder der Gegenwart sein, aber auch Doktorurkunden, Meisterbriefe oder persönliche Zeitungsausschnitte, Romane oder sonstige Medien, die mit persönlichen Notizen versehen wurden, und vieles mehr.
Ist es möglich, Ihr Familienmitglied passiv oder aktiv in alltägliche Arbeiten im Garten oder Haushalt einzubeziehen, können altbekannte Gerätschaften benutzt werden, zum Beispiel eine alte Kaffeemühle, durch die sich der Duft von frisch gemahlenem Kaffee entfalten kann und dadurch Erinnerungen aktiviert werden können.

## Grenzen und Möglichkeiten

Die Biografiearbeit und Erinnerungspflege sind keine einfachen Wege. Vielleicht würde der Philosoph Martin Heidegger sagen: »Holzwege« – also lohnende Wege für den, der den Wald kennt, weil dort das Holz zu finden ist. Wie viele solcher Wege, die nur wenige kennen, sind sie mühsam und nicht ganz ungefährlich, ermöglichen aber am

Fortsetzung auf S. 68

# Twiddel-Muffs für Menschen mit Demenz

Menschen mit Demenz haben oft unruhige Hände, nesteln und zupfen an ihrer Kleidung. Frau Jutta Wenzel machte sich diese Eigenschaft zunutze und bot individuell gestaltete Muffs zur Beschäftigung an.

Jutta Wenzel war lange leitende Pflegefachkraft auf einer Station der Universitätsmedizin Mainz, die zunehmend ältere und hochbetagte Patienten und Patientinnen mit einer Demenzerkrankung im beginnenden und mittleren Stadium aufnimmt. Neben einer demenzgerechten Pflege bot Schwester Jutta auch eine spezielle Beschäftigungsmöglichkeit an, die sogenannten Twiddel-Muffs. Sie sind außen und innen bestückt mit Knöpfen, Reißverschlüssen, Bändern usw. Die Fähigkeit, vertraute Dinge wiederzuerkennen, lässt sich bei Menschen mit Demenz nutzen, um die unruhigen Hände zu beschäftigen.

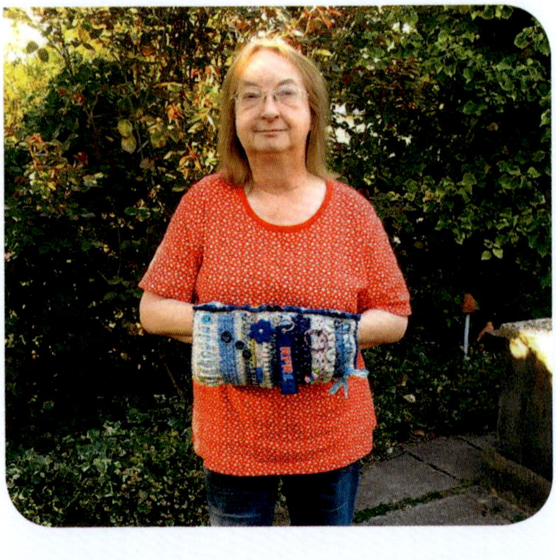

### Wie sind Sie auf die Idee gekommen und was genau ist ein Twiddel-Muff?

Bei einer Fortbildung hörte ich von Nestel-Decken und kurz darauf auch bei internen Fort- und Weiterbildungen von den sogenannten »Twiddle-Muffs«. Diese Idee kommt aus England. Ich informierte mich, wie man diese praktischen Helfer herstellt und was alles geeignet ist, Decke und Muff zu bestücken. Dann fing ich an, sie herzustellen. Es gibt verschiedene Möglichkeiten, meine sind gehäkelt. Innen und außen gibt es viel zu entdecken. In Absprache mit meinem Team und mit der Abteilung für Hygiene gaben wir den Patienten und Patientinnen die Muffs in die Hand. Bei manchen mussten wir es mehrfach versuchen, bis sie den Muff angenommen haben; andere gaben sie gleich nicht mehr her.

### Was kann bei der Herstellung der Muffs eine Rolle spielen?

Zum Beispiel die Farbwahl: Blau beruhigt und entspannt. Grün harmonisiert und stimuliert sanft. Orange regt den Appetit an und fördert

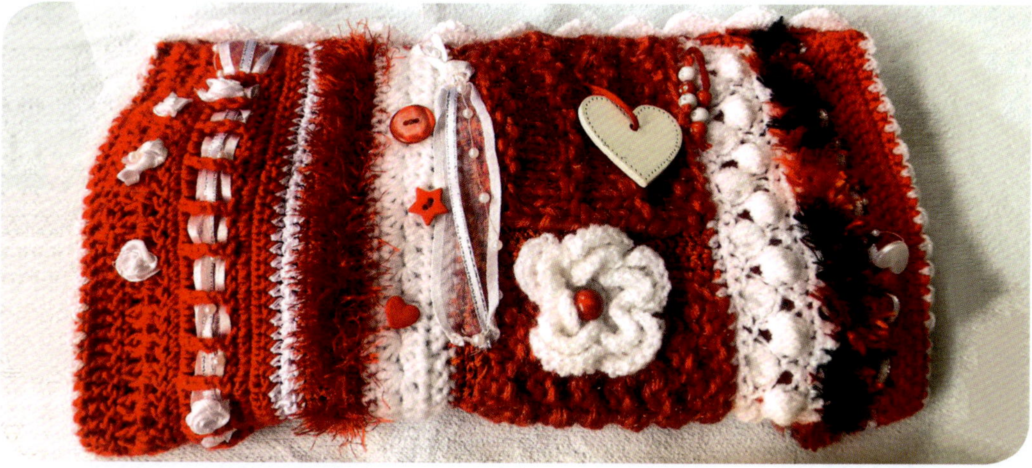

soziales Verhalten. Gelb ist Sonne pur. Oder man gestaltet den Muff individuell nach Lieblingsfarbe, Hobbys oder Beruf. Außerdem erfüllen die Muffs noch einen körperlichen, physischen Zweck: Sie wärmen die oft kalten Hände, was häufig als angenehm empfunden wird.

### Was ist das Besondere an der Beschäftigung mit den Muffs?

Um den Tastsinn zu fördern, werden in einem Muff verschiedene Garne verarbeitet, warm und weich, rauer und härter. Garne mit Fransen, Fädchen und Knöpfen, das macht die Oberfläche abwechslungsreich. Außerdem gibt es haptische Maschen, zum Anfassen und Fühlen. Meine Schwester strickt mir kleine Quadrate mit glatten oder erhabenen Maschen und Mustern, die ich einarbeite. So gibt es viel zu erfühlen und zu ertasten.

### Wie hilft der Muff Betroffenen und auch Pflegekräften?

Im Laufe meiner Tätigkeit als Krankenschwester habe ich viele Menschen mit kognitiven Einschränkungen oder einer Demenz gepflegt. Dabei habe ich mir oft Gedanken gemacht, wie die Pflege von Patienten und Patientinnen so gestaltet werden kann, dass es gar nicht erst zu einem unwillkürlichen Zupfen und Ziehen an Pflastern und Verbänden, Zugängen und Kathetern kommt. Mit den Muffs konnten wir manchen wichtigen Venenzugang besser versorgen oder auch einfach nur die Langeweile der Betroffenen vertreiben. So ein Muff kann auch am Beginn eines Gespräches stehen: »Können Sie mir sagen, was das da drin ist?« Ich habe viele gute Erfahrungen mit den Muffs gemacht. Es machte mir Freude zu sehen, wenn sie von Menschen mit Demenz gut angenommen werden.«

Wenn Sie weiter Informationen zur Herstellung und dem Einsatz der Muffs haben möchten, wenden Sie sich gern an die Adresse in den Empfehlungen (Seite 118).

Ende denjenigen, die sie gehen, eine einzigartige Aussicht und tiefe Zufriedenheit. Es reicht nicht, diese Wege einmal zu beschreiten, sondern viele Male – bis der Holzvorrat sich langsam erschöpft.

## Gefahren auf dem Weg

Es kann passieren, dass Ihr Familienmitglied gar kein Interesse an seiner Vergangenheit hat – dann gilt es, das zu respektieren. Vielleicht versuchen Sie es zu einem anderen Zeitpunkt noch einmal. Wird die Person aber weiterhin aggressiv, erreichen Sie das Gegenteil.

Auch können Themen der Erinnerung, die zunächst als positiv von Ihrem Familienmitglied und Ihnen bewertet wurden, bei der anschließenden Anwendung in der Erinnerungspflege negative Emotionen bei Ihrem Gegenüber auslösen. Dann sollten Sie das Thema ganz fallenlassen und zu einem anderen Thema überleiten.

Bemerken Sie, dass die Arbeit mit der Biografie insgesamt negative Emotionen bei Ihrem Familienmitglied bewirkt, die Ärger, Wut, Depressivität oder gar Krisen auslösen, brechen Sie ab und setzen Sie sich mit einem betreuenden Therapeuten oder einer Therapeutin in Verbindung.

## Möglichkeiten auf dem Weg

Bei den Erinnerungsaktivitäten kann ein speziell dafür vorgesehener, nicht zu großer Raum mit einer einfachen Einrichtung und einer ruhigen und gemütlichen Atmosphäre die Beschäftigung mit der Biografie maßgeblich unterstützen.

Die aktuellen Studienergebnisse zum Thema Erinnerungspflege bei Demenz sind uneinheitlich und kaum vergleichbar. »Relativ übereinstimmend sind die Aussagen zum Bereich kognitive Leistungsfähigkeit – eine nachhaltige Verbesserung kann mit der Erinnerungspflege nicht erreicht werden. Es finden sich jedoch vielfältige Hinweise darauf, dass sich die Wirkung der Erinnerungspflege in den Bereichen soziale Interaktion, Stimmung und Aufmerksamkeit entfaltet. Jüngere Studien fokussieren sich deshalb zunehmend auf die Dimension Wohlbefinden. Die Erinnerungspflege ist ein Zugangsweg zu Menschen mit Demenz, um Fähigkeiten zu fördern und Wohlbefinden zu ermöglichen – wenn auch nur zeitlich begrenzt.«[106]

Wichtige Merkmale von Biografiearbeit und Erinnerungspflege mit Personen mit Demenz sind die Annäherung an die Person, die Entfaltung einer Beziehung und Beziehungsgestaltung, der Erhalt von Identität und die Selbstversicherung der Person. Sie alle tragen gemeinsam zur Förderung von Wohlbefinden dieser Person mit Demenz bei, unterscheiden sich allerdings von anderen Formen der Beschäftigung wie beispielsweise Tanzen, Singen, Malen oder Zeichnen usw. nicht wesentlich. Selbstverständlich sind all diese Formen der Beschäftigung wichtig. Biografiearbeit und Erinnerungspflege erfüllen darüber hinaus allerdings die »Hauptaufgabe der Demenzpflege«, so wie wir sie bei Kitwood kennengelernt haben, nämlich den »Erhalt des Personseins angesichts versagender Geisteskräfte«[107] – im Denken und im Fühlen.

# Pflege von Angehörigen mit Demenz zu Hause

Pflegen Sie ein Familienmitglied mit Demenz zu Hause, stehen Sie vor einer großen Aufgabe. Das Spiel, die Kunst und die religiöse Erfahrung können dabei helfen.

Die Pflege von Angehörigen mit einer Demenz im eigenen Zuhause beschreibt Kitwood als »nahezu übermenschliche Aufgabe«.[108] Denn neben den oft sehr anstrengenden pflegerischen Tätigkeiten kommt hinzu, dass »der dementiell veränderte Mensch [oft] verzweifelt versucht [,] sich als Person, als Subjekt zu erfahren; Angehörige können die andere Ebene des Mensch- und Personseins ihrer Eltern oder Partner oft kaum mit den verinnerlichten elterlichen Bildern vereinbaren«.[109] Dennoch stellt »die Bindung zum Pflegenden das wichtigste Medikament für Menschen mit Demenz dar«.[110]

## Hindernisse auf dem Weg zur Person

Da die Belastung bei der Pflege von Menschen mit Demenz für alle Beteiligten sehr hoch ist, kommt es nicht selten zu unbewussten Vermeidungsstrategien.

### Vermeidungsstrategien bewusst machen

Bei der pflegerischen Versorgung werden die Pflegenden beispielsweise »mit Regressionen konfrontiert, auf die sie häufig mit heimlichen Vermeidungen oder mit offener Abwehr reagieren«.[111] Eine Form der Vermeidung besteht beispielsweise darin, den Schrank mit Pflegematerial aufzufüllen, die Ablagen für Medikamente zu säubern oder den Tisch am Bett der Betroffenen zu desinfizieren. Dabei werden allerdings »lediglich äußere Handlungen vollzogen, die im besten Fall zu einer Bedarfserfüllung führen, die Bedürfnisse werden nicht in den Blick genommen«.[112] Es werden also Handlungen vollzogen, die gewiss wichtig sind, wie die Ganzkörperpflege der Betroffenen, aber sie geschehen weder in noch mit noch durch die Beziehung zu den erkrankten Menschen.

Solche oben beschriebenen Strategien sollten wir uns bewusstmachen und sie vermeiden, denn sie machen nicht nur die Person mit Demenz zum bloßen Ding, zum »An-sich« wie Sartre es ausgedrückt hat, sondern wir machen auch uns selbst zu einem Ding – zur gewissenhaften »Waschmaschine« oder zum fleißigen »Aufräumroboter«. Dabei nehmen wir nicht nur unserem Familienmitglied die Möglichkeit, sein Personsein zu erhalten, sondern auch uns selbst die Chance, unser Personsein in der Beziehung zu erweitern, weil es keine Notwendigkeit gibt, sich kritisch mit seinem eigenen innersten Wesen auseinandersetzen zu müssen.

Eine weitere subtile Form der Vermeidung, eine wirkliche Beziehung zu dem Menschen mit Demenz einzugehen, betrifft unsere Authentizität oder Aufrichtigkeit während des Umgangs. Viele von uns haben ein ungutes Gefühl in der Gegenwart von Menschen mit Demenz. Möglicherweise fühlen wir uns – wenn sich der Kontakt mit der Person mit Demenz nicht vermeiden lässt – gezwungen zu versuchen, ihn »freundlich« zu beruhigen, damit beispielsweise Aggression oder andere uns unbehaglich vorkommende Verhaltensweisen gar nicht erst aufkommen. Die Grundlage für einen solchen Umgang ist nicht die »Liebe« im Sinne Kitwoods, sondern vielmehr eine Form von Egoismus. Wir verhalten uns der Person mit Demenz gegenüber in unaufrichtiger Weise freundlich oder wohlwollend, weil ihr Verhalten unser eigenes Wohlbefinden stört.

### Innere Einstellung

Noch schwieriger wird es, wenn wir uns – vielleicht ganz unbewusst – in der Rolle des »guten« und »wohlwollenden« Helfers gefallen und uns deshalb um andere kümmern. Dann könnten wir letztlich auch den Menschen mit Demenz weglassen und kommunizieren mit anderen einfach unser »Gutsein«. Hierbei erfahren wir aber nichts Neues über uns selbst. Natürlich darf und soll auch bei uns ein gutes Gefühl bei der Pflege von Menschen mit Demenz aufkommen. Aber der erkrankte Mensch kann nicht einfach wegfallen, sondern das Gefühl, das Neue, das wir über uns in der Beziehung lernen, kommt von ihm. Die »Liebe«, die Kitwood meint – und wir werden noch andere ähnliche Beispiele kennenlernen –, tritt nur dann ein, wenn wir nicht darauf zielen.

## Auf dem Weg zu einer »guten Zeit«

Es gibt allerdings auch andere Beispiele, Beispiele einer »guten Zeit« gemeinsam mit den an Demenz erkrankten Angehörigen. Kitwood berichtet: »In all der Zeit, in der ich mich mit Demenz beschäftigte, habe ich mitgeholfen, pflegende Angehörige bei ihrer […] Aufgabe zu unterstützen. Dabei war ich tief beeindruckt von ihrem Mut, ihrem Humor und ihrer vollkommenen Zielgerichtetheit sowie ihrer Fähigkeit, anderen in vergleichbarer Situation Freundschaft und Ermutigung zukommen zu lassen.«[113] Diese Angehörigen hatten nicht nur den Mut, sich auf den »Mensch hinter der Krankheit« einzulassen, sondern auch sich selbst in der Beziehung neu zu beschreiben, ein anderes – möglicherweise interessanteres – Selbst zu werden.

Kitwood beschreibt die Möglichkeit einer solchen Selbstwerdung: »Wird Demenzpflege in der von mir beschriebenen Form gesehen, so erfordert diese Arbeit unbestreitbar ein sehr hohes Niveau persönlicher und moralischer Entwicklung seitens derer, die sie durchführen […]. Die Essenz dessen, was gefordert wird, könnte sich als Freiheit von dem so engen, herrischen, konformistischen, habgierigen, klammernden und fordernden Ich beschreiben lassen.«[114] Kitwood ist natürlich klar, dass wir nicht einfach »aussteigen« und die herrschende Meinung und die bestehenden Verhältnisse hinter uns lassen können. Aber darum geht es auch nicht. Denn »paradoxerweise wird mit dem Überschreiten des Ego hauptsächlich die psychische Beschränkung aufgegeben; es ist eine Angelegenheit der *zunehmenden* und nicht der abnehmenden Selbstwerdung«.[115]

### Hilfen für Pflegende

Kitwood zeigt uns »zwei Hauptwege der persönlichen Entwicklung«[116], die Angehörigen von Betroffenen zu einem neuen, erweiterten Selbst führen und sich ergänzen können: die Psychotherapie und die Meditation.

Die Psychotherapie »versucht, sich mit den Themen zu beschäftigen, die eine Person belasten, primär, indem sie den Inhalt dieser Themen entwirrt, und oft, indem sie deren Ursprünge untersucht. Wenn alles gut geht […], treten verborgene Gefühle zutage, das Verständnis nimmt zu, und die Selbstachtung wächst«.[117]

Der Ansatz der Meditation ist dagegen indirekt: »Eine Person unternimmt Übungen, die zur Stärkung der Struktur der Psyche angelegt sind, und zwar primär durch das Kultivieren eines regungslosen, gelassenen Zentrums, das sich nicht dem inneren Gespräch widmet. Mit dem Eintritt dieser Entwicklung findet ein Zuwachs an innerem Gleichgewicht, Bewusstheit und Flexibilität statt. […] In gewissem Sinne besteht das Ziel bei der Meditation darin, zu lernen, *nicht zu denken*«.[118]

Die Deutsche Alzheimer Gesellschaft e.V. hat auf ihrer Website (Seite 118) Hinweise zu Hilfe und Beratung in Ihrer Nähe eingerichtet. Auch Adressen von Meditationsgruppen in Ihrer Nähe, die möglicherweise Meditation und leichte Bewegungsübungen kombinieren, können Sie dort erfragen.

## Aus der Enge des Selbst – Wege in die Freiheit

Ich möchte Ihnen noch drei weitere Möglichkeiten der Beschäftigung zeigen. Dabei handelt es sich um die drei höchsten Wege, die uns Menschen zur Verfügung stehen, um ein anderes, neues Selbst zu werden: das *Spiel*, die *Kunst* und die *religiöse Erfahrung*.

Diese drei Formen der »Beschäftigung« werden oft in der Literatur im Zusammenhang mit Demenzerkrankungen erwähnt und Beispiele aufgezeigt, zum Beispiel das Spielen mit vereinfachten Memory-Karten, das Ausmalen einfacher Mandalas, der gemeinsame Besuch von Kunstausstellungen und Theateraufführungen oder von speziellen Gottesdiensten für Menschen mit Demenz und ihre Angehörigen. Die Frage ist aber: Wie können diese Formen der Beschäftigung zur bestmöglichen Erhaltung des Personseins des an Demenz erkrankten Menschen beitragen und möglicherweise sogar zur Erweiterung der Person – wenn auch nur für einen Augenblick? Diese Wege als bloße – wenn auch anspruchsvolle – Formen der Beschäftigung oder der Unterhaltung zu sehen, die den biografisch ermittelten oder auch neu entwickelten »Vorlieben« des an Demenz erkrankten Menschen entgegenkommen, beantwortet nicht die oben gestellte Frage. Es muss also noch etwas anderes »im Spiel« sein.

## Was beim Spiel auf dem Spiel steht

Der österreichische Philosoph Ludwig Wittgenstein (1889–1951) schreibt: »Man kann sagen, der Begriff ›Spiel‹ ist ein Begriff mit verschwommenen Rändern.«[119] »Wie würden wir denn jemandem erklären, was ein Spiel ist? Ich glaube, wir werden ihm *Spiele* beschreiben, und wir könnten der Beschreibung hinzufügen: »das, und *Ähnliches*, nennt man ›Spiele‹«.[120]

Auch die britische Verhaltens- und Schimpansenforscherin Jane Goodall (geb. 1943) schreibt in ihrem Hauptwerk »In the Shadow of Man«,[121] dass man sich zwar in der Wissenschaft mittlerweile darüber einig ist, dass auch Tiere spielen, es allerdings keine einheitliche Definition des Spiels oder Antwort auf die Frage gibt, welche Funktion das Spiel genau besitzt.

Goodall führt dies auch darauf zurück, dass beim Spiel des Kindes zwei völlig unterschiedliche Verhaltensweisen als »Spiel« (play) bezeichnet werden. »Von dem Zweijährigen, der mit höchster Konzentration zehn Bauklötze zu einem Turm baut, wird gesagt, er *spiele* mit seinen Klötzchen. Ein anderes Verhalten ist es, wenn das gleiche Kind schreiend und lachend auf dem Sofa herumtollt, während sein Vater hinter ihm her kriecht und es an den Beinen kitzelt. Der kleine Schimpanse, der versucht, einen Ast unter sich zu biegen, um ein Nest zu bauen oder versucht, eine Termite mit einem winzigen und völlig unzureichenden Stück eines Grashalmes zu fangen, vollführt wahrscheinlich ein Verhalten, das dem Turmbauen des Kindes gleichkommt. Aber das meiste Verhalten, das wir als spielerisch bezeichnen, ist von der tobenden und lachenden Art, die das menschliche Kind zeigt, wenn es gejagt oder gekitzelt wird.«[122]

Goodall beschreibt, dass junge Schimpansen am liebsten mit anderen kleinen Schimpansen spielen, sich gegenseitig durch die Baumwipfel jagen, sich spielerisch schlagen oder beißen und kitzeln; am Boden ringen sie miteinander. Goodall meint, es sei falsch zu behaupten, die während des Spiels entwickelten Fertigkeiten würden die kleinen Schimpansen auch während des »normalen« Verhaltens, beispielsweise bei der Nahrungsaufnahme, erlernen. Denn das »normale« Verhalten erfordere keine oder sehr selten wilden Sprünge (wild leaps). Im Spiel der Schimpansen erkennt Goodall wesentliche Funktionen für das Überleben: Der kleine Schimpanse lernt seine Umgebung kennen, übt Fertigkeiten, die er später brauchen wird. Doch das gemeinsame Spielen hat noch eine weitere, eine soziale Funktion (social play): »Er lernt etwas über die komplexe Struktur der Schimpansengesellschaft«,[123] eine Struktur, die wesentlich einfacher ist als unsere Gesellschaftsstruktur.

## Der Ernst des Spiels und die Kunst der Freiheit

Spiel ist also in den meisten seiner Formen gar nicht zweckfrei. Es besitzt vielmehr in all seinen Formen einen Zweck, und sei dieser nur das Vertreiben von Langeweile. Ich möchte Ihnen nun allerdings eine Form des Spiels vorstellen, die ihren Zweck genau darin hat, was Kitwood als »Freiheit« von dem so engen, eigenen Ich bezeichnet hat. Dieser Weg ist nicht ganz einfach. Aber wenn wir ihn bewältigen, ermöglicht er uns genau das, worauf wir hinauswollen: Sie und Ihr an Demenz erkranktes Familienmitglied ein Stück weit in die Freiheit zu führen.

Für den deutschen Dichter, Philosophen, Historiker und Militärarzt Friedrich Schiller

(1759–1805) ist der Mensch – wie die Tiere auch – ein sinnliches, körperliches Wesen der Natur, und »der Mensch in seinem *physischen* Zustand erleidet bloß die Macht der Natur«[124] – in Form von Krankheit, Alter und Tod. Doch der Mensch ist mehr als ein bloßes Naturwesen. »Auf den Flügeln der Einbildungskraft verlässt der Mensch die engen Schranken der Gegenwart, in welche die bloße Tierheit sich einschließt.«[125] Im Gegensatz zum Tier verfügt der Mensch über Ideen, mit deren Hilfe er sich über die Unmittelbarkeit der Gegenwart zu erheben und in die Zukunft (Schiller nennt sie »die grenzenlose Ferne«) hineinzuentwerfen vermag. Doch diese Fähigkeit, sich in die Zukunft hineinzuentwerfen und zu planen, löst den Menschen noch lange nicht von der Macht der Natur, sie geht »bloß auf das Materielle und Zeitliche [...] und bloß auf sein Individuum«.[126] Wir verbleiben noch immer in der uns umgebenden Welt der Natur und in unserem engen »Ich«. Denn was wir in der Zukunft suchen, ist »eine grenzenlose Dauer des Daseins und Wohlseins, bloß um des Daseins und Wohlseins willen«[127] – letztlich unsere eigene Glückseligkeit. Eine solche Suche nach eigener Glückseligkeit »mag den »heutigen Tag oder das ganze Leben oder, was sie um nichts ehrwürdiger macht, die ganze Ewigkeit zu ihrem Gegenstand haben«.[128] Damit verlieren wir zwar »die glückliche Beschränktheit des Tiers«, ernten aber wieder nur »Sorge und Furcht«[129] – Sorge und Furcht davor, kein guter Mensch zu sein, nicht »gottgefällig« zu leben oder gar unser ganzes Leben verschwendet zu haben. Wir entwerfen uns also in die Zukunft, »ohne doch in der grenzenlosen Ferne je etwas anders als die Gegenwart zu suchen«.[130]

Schiller geht es dabei nicht darum, die Vernunft des Menschen, seine Einbildungskraft und seine Fähigkeit zu Ideen oder gar die Natur abzuwerten. Er fragt vielmehr, wie es gelingen kann, uns selbst zu einer Erweiterung unseres engen Ichs im Hier und Jetzt zu führen beziehungsweise genauer: uns selbst zur Erweiterung unseres Personseins – wie er es nennt zum »ganzen Menschen« – zu »erziehen«.

Schillers Antwort lautet: »Der Mensch spielt nur, wo er in voller Bedeutung des Worts Mensch ist, und *er ist nur da ganz Mensch, wo er spielt*.«[131] Nur dort, wo der Mensch mit Krankheit, Altern und Tod, mit sexueller Triebhaftigkeit, Aggressionen und Moral zu spielen vermag, ist er wirklich frei von Furcht und Sorge, und es eröffnet sich ihm »das erste liberale Verhältnis des Menschen zu dem Weltall, das ihn umgibt«.[132]

**»Der schöne Schein«**

Für Schiller ist es die im Spiel vermittelte Kunst, die »schöne Kunst«, der »schöne Schein«, die uns diese Freiheit gewähren kann – »weil es die Schönheit ist, durch welche man zur Freiheit wandert«.[133] Dabei geht es nicht um die Betrachtung der Kunst oder die Kunst selbst – natürlich kann beides nicht wegfallen –, sondern es geht um die reinigende und erweiterte Selbsterkenntnis (Griechisch »Katharsis«) im Spiel mit der schönen Kunst. Hier hat Schiller nicht zuletzt und insbesondere das im Theater aufgeführte Drama – das Schauspiel – vor Augen. Hier sind wir Beobachter und Teilnehmer zugleich. Hier sind wir Zuschauer von Altern, Krankheit und Tod und selbst Betroffene, aber nur mittelbar. Denn das Spiel mit dem schönen Schein gewährt uns Freiheit von der Unmittelbarkeit. In der Unmittelbarkeit des Leids ist keine Reflexion, kein

Fortsetzung auf S. 76

# Erzähl mir was! – Rundgang durch die Kunsthalle

Unter dem Leitsatz »Erzähl mir was!« lädt die Kunsthalle Mainz regelmäßig Menschen mit Demenz und ihre Angehörigen zu einem Rundgang ein. Darüber habe ich mit Frau Lisa Weber gesprochen.

Lisa Weber ist Leiterin der Kunstvermittlung der Kunsthalle Mainz und für die kostenfreien Rundgänge verantwortlich. Dabei stehen im Sinne der teilhabeorientierten Vermittlung die Geschichten und Assoziationen der Besucherinnen und Besucher zu den Kunstwerken im Mittelpunkt.

Als ich die Plakate der Kunsthalle Mainz zu den Rundgängen zum ersten Mal sah, kam mir die Stelle aus dem Roman »Auf der Suche nach der verlorenen Zeit« von Marcel Proust in den Sinn. In ihr beschreibt er, wie der Geschmack und Geruch eines Löffels Tee, in dem er ein Gebäck aufgeweicht hatte, in ihm die Erinnerung an eine totgeglaubte Vergangenheit – verbunden mit einer übermächtigen Freude – hatte aufsteigen lassen. Der Tee habe sie zwar geweckt, war aber nur der Auslöser (Seite 59).

**Möchten Sie mit Ihren Rundgängen auch andere Sinne anregen außer dem Sehen?**
Ja, ganz genau. Wie der Geschmack und Geruch von Tee Auslöser von plötzlicher Freude sein können, können auch Kunstwerke Gefühle in uns wecken. Das Erleben von Kunst ist immer eine sinnliche Erfahrung. Riechen, Schmecken, Hören, Sehen, Fühlen – alle Sinne sind gefragt. Wir versuchen bei unseren Rundgängen für Menschen mit Demenz immer verschiedene Zugangsmöglichkeiten zu schaffen. Gemeinsam mit unseren Besuchern haben wir schon Gewürze gekostet, Tee getrunken, Musik gehört oder ein Glücks-Orakel befragt. Das alles ist Teil des gemeinsamen Erfahrens von Kunstwerken.

**Wie wählen Sie die Kunstwerke für diesen Rundgang aus?**
Wichtige Kriterien für uns sind die Fragen: Welche Sinne werden angesprochen? Ist das Kunstwerk für Menschen im Rollstuhl erfahrbar? Welche Gefühle werden durch ein Kunstwerk eventuell geweckt? Sind es positive Gefühle? Das von einer Demenzerkrankung bereits im frühen Stadium betroffene Kurzzeitgedächtnis ist zwar nicht mit den Hirnregionen für unser Kunstempfinden identisch – die Neuroästhetik vermutet sie im Orbitallappen –, doch bildet es die Grundlage für äußerst komplexe neuronale architektonische Strukturen, die wir »Langzeitgedächtnis« nennen.

### Haben Sie den Eindruck, dass die Kunsterfahrungen von Menschen mit Demenz nur »Momentaufnahmen« sind?

Ich persönlich finde die Beschreibung von Kunsterfahrung als »Momentaufnahme« eine passende. Kunst entsteht durch die Betrachtenden im Moment des Betrachtens oder Erfahrens. Ich begegne einem Kunstwerk immer neu und immer anders, je nachdem, was ich selbst an dem Tag mitbringe. Die Begegnung mit einem Kunstwerk ist bei Menschen mit Demenz – wie auch bei allen anderen Menschen – abhängig von der Tagesform, in der sich der Mensch befindet.

### Wie reagieren Menschen mit Demenz auf die Kunstwerke?

Eine Reaktion der Menschen auf die Kunstwerke zu erwecken ist Ziel des Zusammenkommens. Wenn eine Reaktion ausgelöst wird, ist das schon mal ein Erfolg. Die Reaktionen sind so unterschiedlich wie die Menschen. Menschen mit Demenz leiden nicht nur unter Gedächtnisproblemen, sondern auch sprachlichen Einschränkungen und Wortfindungsstörungen. Wir versuchen sensibel für jede Mitteilungsform zu sein: Ein verschmitztes Lächeln, ein zustimmendes Nicken, ein kleiner Scherz am Rande, ein kaum wahrnehmbares Mitwippen des Fußes bei geschlossenen Augen oder auch ausführliche Reiseberichte – das zeigt die Bandbreite an Möglichkeiten, sich an der Veranstaltung zu beteiligen.

### Welche Rolle haben die Begleitpersonen bei der Veranstaltung?

Die Veranstaltungsreihe »Erzähl mir was« lädt ganz bewusst auch die Begleitenden der Menschen mit Demenz ein. Wir laden sie dazu ein, die Menschen mit Demenz zu begleiten, aber auch selbst am Rundgang teilzunehmen. Wir möchten eine Gelegenheit schaffen, für alle eine gemeinsame schöne Zeit zu erleben.

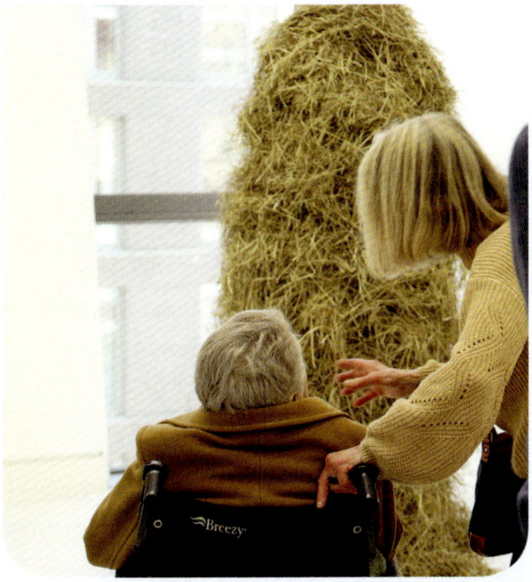


### Erleben Menschen mit Demenz die Kunst freier, spielerischer als wir?

Ja, da sind wir wieder bei dem Punkt: Kunst entsteht durch die Betrachtenden. Ich habe die Erfahrung gemacht, dass Menschen mit Demenz während unserer gemeinsamen Kunstbetrachtung weniger Hemmungen haben, über ihre Gefühle zu sprechen als zum Beispiel Menschen in unseren öffentlichen Rundgängen. Vielleicht zeigt sich hier, dass es sich lohnt, einen geschützten Rahmen für die gemeinsame Kunstbetrachtung zu erarbeiten. Der geschützte Raum ermöglicht das Spielen.

### Haben Sie Tipps für Menschen mit Demenz und ihren Angehörigen?

Ich wünsche mir, öfters Menschen mit Demenz und ihren Begleitungen in Ausstellungen und anderen Räumen des öffentlichen Lebens zu begegnen. Denn sie sind Teil unserer Gesellschaft und sollen hier auch ihren Platz haben. Eine gute Zusammenarbeit haben wir mit dem Café Malta hier in Mainz, das zum Beispiel gemeinsame Ausflüge in die Kunsthalle organisiert.

Nachdenken und keine Selbsterkenntnis möglich. Denn »wirkliches Leiden [...] [hebt] die Freiheit des Geistes [auf]«.[134]

Für Schiller ist es also das Spiel mit dem schönen Schein, wie es im Theater stattfindet, das uns zur erweiterten Selbstwerdung führen kann. Damit hat Schiller nicht nur seinen Dramen ein philosophisch-ästhetisches Fundament errichtet, sondern er fordert uns auf, unsere gesamte Kultur darauf aufzubauen. Die Antwort, die Schiller uns auf die Frage gibt, wie wir am besten zu einer solchen Selbstwerdung während eines Theaterbesuchs oder einer Kunstausstellung gelangen, kennen wir bereits – indem wir nicht darauf zielen.

Für Menschen mit Demenz und ihre Angehörigen gibt es eine Reihe geeigneter Theateraufführungen. In Ihrer Stadt oder Umgebung können Sie sich über solche Aufführungen informieren und möglicherweise auch einen fachkundigen Theaterpädagogen zu Rate ziehen, welche Aufführungen sich für Sie und Ihr Familienmitglied am besten eignen. Oftmals erhalten Sie dann auch von einschlägigen Gesellschaften oder Vereinen in Ihrer Umgebung Newsletters zu entsprechenden kulturellen Veranstaltungen für Menschen mit Demenz.

## Die Vielfalt religiöser Erfahrung

Den Weg, denen ich Ihnen abschließend vorstellen möchte, hat weniger mit Religion oder den verschiedenen Religionen zu tun, sondern vielmehr mit der Erfahrung, die religiöse Menschen gemacht haben oder auch machen. Diese Erfahrungen schauen wir uns nicht aus religiöser, sondern aus psychologischer Perspektive an. Und wir stellen uns die Frage, was diese Erfahrungen in Menschen, die an einer schweren psychischen oder auch körperlichen Erkrankung leiden, bewirken können.

Der US-amerikanische Psychologe und Philosoph William James (1876–1907) hat in seinem Hauptwerk »Die Vielfalt religiöser Erfahrung«[135] die verschiedenen Religionen nicht auf ihre Ursprünge oder auf die ihnen zugrundeliegenden theologischen und/oder philosophischen Theorien und Ideen hin untersucht. Vielmehr geht es ihm um die religiösen Erfahrungen, die er anhand zahlreicher Beispiele belegt, die Menschen in ihrem Leben gemacht haben. Er untersucht auch, welchen Unterschied sie in deren Leben ausmachten und welche Wirkung sie auf diese Menschen hatten.

James nimmt zur besseren Übersicht eine einfache Unterteilung der religiösen Menschen vor und spricht von den »gesunden Seelen« (healthy minded) und den »kranken Seelen« (sick soul). Die gesunde Seele »lebt in der Regel auf der Sonnenseite diesseits seiner Elendsschwelle«, während die kranke Seele »jenseits von ihr lebt, in Dunkelheit und Besorgnis«.[136] Die gesunden Seelen, »die ihr Leben offenbar mit einem Guthaben von ein oder zwei Flaschen Champagner begonnen haben«,[137] interessieren James nicht wirklich. Was ihn interessiert, ist die kranke Seele, die in ihrer Angst, ihrem Schmerz und ihrem Gefühl menschlicher Hilflosigkeit dem wirklichen Leben näher zu stehen scheint. »Sind nicht selbst in das gesündeste und blühendste Leben immer auch Krankheit, Gefahr und Unglück eingeflochten?«[138] So flüchtig diese Momente auch sein mögen, »so bringen sie doch das Gefühl mit sich, aus einer tieferen Schicht zu stammen, und besitzen häufig eine erschreckende Überzeugungskraft«.[139]

»Der sicherste Weg zu den seligsten Formen des Glücks«, von dem die kranken Seelen berichten, »führt – das ist eine historische Tatsache – durch einen Pessimismus, der radikaler ist als alles«,[140] von dem James bisher in seinem Buch Beispiele angeführt hatte. Er nimmt in seiner schlimmsten Form die »Gestalt panischer Angst«[141] an. »Die Welt sieht jetzt entfernt, fremd, dunkel, unheimlich aus. Ihre Farbe ist fort, ihr Atem ist kalt, sie starrt gedankenlos vor sich hin.«[142]

»Die vollständigsten Religionen« würden für James deshalb »diejenigen sein, in denen die pessimistischen Elemente am besten entwickelt sind. Am besten bekannt sind uns davon selbstverständlich der Buddhismus und das Christentum [wir würden heute noch den Islam hinzunehmen, Anm. d. Verf.]. Sie sind dem Wesen nach Erlösungsreligionen: Der Mensch muss dem unwirklichen Leben sterben, bevor er zum wirklichen Leben geboren werden kann«.[143] James schließt sich diesem Grundgedanken an: »Es gibt zwei Leben, das natürliche und das spirituelle, und wir müssen das eine erst verlieren, bevor wir am anderen teilhaben können.«[144]

Damit ist nicht gemeint, dass der religiöse Mensch beziehungsweise die kranke Seele den körperlichen Tod erleidet oder erleiden muss. Vielmehr genau das Gegenteil: Religiöse Erfahrung setzt einen Prozess in Gang, in dem der Mensch in der Welt schrittweise oder auch plötzlich neu geboren wird, »durch den ein bisher gespaltenes und sich schlecht, unterlegen und unglücklich fühlendes Selbst seine Ganzheit erlangt und sich jetzt, stärker gestützt auf religiöse Wirklichkeiten, gut, überlegen und glücklich fühlt«.[145]

Das durch ein solches religiöses Gefühlserlebnis bewirkte Moment – das für James eher »Sicherheits-Zustand als Vertrauens-Zustand« genannt werden sollte – ist »der Verlust aller Sorge, das Empfinden, dass es letztlich gut mit einem steht; der Friede, die Harmonie, die *Daseinsbereitschaft*, auch wenn sich die äußeren Lebensbedingungen nicht ändern«.[146]

Die Frage, wie die religiöse Erfahrung es bewerkstelligt, »dass sie die innere Unvollständigkeit aufhebt und den inneren Zweispalt verringert«, kann James nur als »allgemeinen psychologischen Prozess« bezeichnen, den er nicht erklären kann.[147] Auch die Frage, wie wir zu einer solchen religiösen Erfahrung gelangen, muss für ihn offenbleiben. Die religiöse Erfahrung, schreibt James, ist wie die Leidenschaft der Liebe. »Wenn sie kommt, kommt sie; wenn sie nicht kommt, kann kein Denkprozess sie erzwingen.«[148]

**Gebete können eine Bereicherung sein**

Für die Generation der gegenwärtig an einer Demenz erkrankten Menschen war und ist Religion und Religiosität ein wichtiger Bestandteil in ihrem Leben. Insbesondere das Gebet kann zur Befriedigung eines vielleicht zunächst ganz unaussprechlichen und nur diffus im Hintergrund auftretenden Bedürfnisses beispielsweise nach Trost, Sicherheit, Verständnis oder unbedingter Liebe bei allen Menschen beitragen. Aufgrund der verschiedenen Elemente, die bestimmte Gebete in sich vereinen, können sie für den Menschen mit Demenz eine große Bereicherung darstellen. Kann der religiöse Mensch ein Gebet nicht mehr allein sprechen, können wir es gemeinsam mit ihm oder gemeinsam für ihn tun. Wir werden uns nun den Rosenkranz als ein Beispiel für ein solches Gebet anschauen.

# Der Rosenkranz oder die Betrachtung der »guten Zeit«

Der Rosenkranz ist eine uralte Form der Meditation, die Sie mit Ihrem Familienmitglied erlernen und praktizieren können. Er kann Sie beide ein gutes Stück weit zu Ruhe und Gelassenheit zu führen.

Im Zusammenhang mit Friedrich Schiller (Seite 73) haben wir schon gehört, dass ein Schauspiel, ein Drama, sich so darstellen kann, als sei es die »wirklichste Wirklichkeit«. Der Begriff »wirklichste Wirklichkeit« meint die Aufhebung unserer realen Wirklichkeit im Hier und Jetzt in einer anderen, neuen Wirklichkeit – Schiller nennt dies »die *Zeit in der Zeit* aufzuheben«.[149] Ein schwieriger Begriff. Gemeint ist aber nicht, dass etwas »aufgehoben« wird, sodass es verschwindet, sondern dass etwas aufgehoben wird im Sinne des Aufbewahrens – ähnlich wie wenn wir einen Gegenstand vom Boden aufheben, um ihn dann in einer Schublade aufzubewahren.

## Der Rosenkranz – ein betrachtendes Gebet

Auch der Rosenkranz hebt das Hier und Jetzt in der wirklichsten Wirklichkeit, die Zeit in der Zeit auf. Auch er stellt uns ein Drama, eines der größten Dramen, das wir Menschen kennen, »vor Augen«. Und wie jedes große Drama besitzt auch er ein Präludium (Vorspiel), eine Einleitung, einen Hauptteil und einen Schluss (Nachspiel).

Er enthält uralte Gebete, die ins 1. Jahrhundert nach Christus zurückgehen, und besitzt eine lange Tradition und Geschichte.[150] Die Gebete sind allerdings nicht das Entscheidende. Denn sie bilden »nur« den »Rhythmus« im Hintergrund, der unsere hektischen Gedanken und die ständig auftauchenden inneren Bilder zur Ruhe kommen lässt. Die Gebete in ihrer uralten Form sind die Grundlage für die innere »Schau«, das Drama, das sich vor unserem Inneren darstellt mit seinen – aus der Bibel entnommenen – Szenen aus dem Leben Jesu (die Mysterien). Neben dem sprachlichen Element (dem Sprechen der Gebete) und dem geistigen, mentalen Element (der Meditation und inneren Schau), besitzt der Rosenkranz auch noch ein körperliches Element: das Gleiten der Finger über die Gebetsperlen, das Nervosität abzuleiten vermag und so wesentlich zur Konzentration beitragen kann.

Der Rosenkranz ist also eine große Inszenierung, ein »betrachtendes« Gebet, kein stupides Wiederholen von Gebetsformeln. Er ist auch wider Erwarten kein »Mariengebet«, sondern Maria ist die Führerin auf dem

Weg des Rosenkranzgebets, sie lässt uns das Drama aus ihren Augen sehen.

Es gibt auch eine sehr schöne überkonfessionelle Form des Rosenkranzes, den die Evangelische Michaelsbruderschaft für evangelisch glaubende Menschen erschlossen hat und die eng mit dem katholischen Rosenkranz verwandt ist.[151]

Den Rosenkranz können Sie allein erlernen, allein praktizieren oder auch alles gemeinsam mit Ihrem Familienmitglied. Er ist durchaus in der Lage, Sie beide auf Ihrem weiteren Weg ein gutes Stück weit zur Ruhe und Gelassenheit zu führen; vielleicht werden Sie sogar – wenn Sie ein bisschen Glück haben – zu einer neuen, interessanteren und freieren Person. Damit wäre das Ziel unseres Weges erreicht.

## Der Rosenkranz als Gebet und Meditation[152]

**Präludium (Vorspiel):**
Der Rosenkranz beginnt, indem man sich mit dem Kreuz in der Hand bekreuzigt und dabei die liturgische Formel »*Im Namen des Vaters und des Sohnes und des Heiligen Geistes*« spricht. Darauf folgt das *Credo*. (Anstelle des Apostolischen Glaubensbekenntnisses kann auch der Beginn von *Psalm 70* gesprochen werden.) Das Vorspiel schließt mit dem *Ehre sei dem Vater* (Gloria Patri) ab.

**Einleitung:**
Die Einleitung beginnt bei der ersten großen Perle[153] mit dem *Vaterunser*. Die drei nächsten kleinen Perlen stehen für die christlichen Tugenden: *Glaube*, *Hoffnung*, *Liebe*. Bei jeder der kleinen Perlen wird das *Ave-Maria* (Gegrüßet seist du Maria) gesprochen und die folgenden Anrufungen nach dem Wort »Jesus« eingefügt:

- 1. kleine Perle: »... Jesus. *Der in uns den Glauben vermehre.* Heilige Maria ...«
- 2. kleine Perle: »... Jesus. *Der in uns die Hoffnung stärke.* Heilige Maria ...«
- 3. kleine Perle: »... Jesus. *Der in uns die Liebe entzünde.* Heilige Maria ...«

Die Einleitung wird bei der zweiten großen Perle mit dem *Ehre sei dem Vater – das Fatima-Gebet* kann hinzutreten – abgeschlossen.

**Hauptteil:**
Der Rosenkranz ist jetzt in fünf Zehnergruppen kleiner Perlen, sogenannte *Dekaden* oder *Gesätze* (Abschnitte) eingeteilt. Jede Zehnergruppe enthält ein sogenanntes *Geheimnis*. Hierbei ist kein Geheimnis gemeint, das nicht weitererzählt werden soll, sondern die altgriechische Bedeutung von »Mysterium«, also etwas, das sich nicht klar formulieren lässt und unseren Verstand grundsätzlich übersteigt wie beispielsweise die »unbefleckte Empfängnis« oder die »Auferstehung«. Die Mysterien sind Schriftstellen beziehungsweise Geschichten aus der Bibel, die von Jesus handeln.

Insgesamt gibt es 20 Mysterien, also vier Rosenkränze mit je fünf Geheimnissen.[154] Im Folgenden werde ich mich auf den *freudenreichen Rosenkranz* beschränken und dort auch nur auf das erste Mysterium, da alle weiteren vier Dekaden mit ihrem jeweiligen Mysterium diesem Schema folgen.[155]

Der Hauptteil beginnt bei der zweiten großen Perle (bei der die Einleitung endete) mit dem *Vaterunser*. Der Weg führt dann nach links.

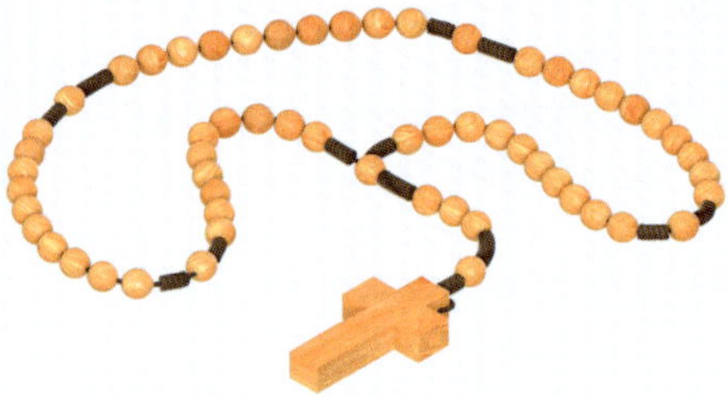

Der Punkt, an dem sich die Wege teilen, ist das »Mittelstück« (meist ist an dieser Stelle ein Medaillon eingefügt). Wir brauchen es erst zum Schluss. Bei der ersten kleinen Perle geht es weiter bis zur zehnten kleinen Perle, jeweils mit dem in das *Gegrüßet seist du Maria* eingefügten ersten Mysterium. Also 10-mal »… Jesus. Den du, o Jungfrau, vom Heiligen Geist empfangen hast. Heilige Maria …«

Bei der dritten großen Perle wird das *Ehre sei dem Vater* gesprochen und das *Fatima-Gebet* kann hinzutreten. Dann ist die erste Dekade abgeschlossen.[156] Bei der dritten großen Perle (bei der die erste Dekade endete) beginnt die zweite Dekade wiederum mit dem *Vaterunser*. Dann kommen die zehn kleinen Perlen jeweils mit dem zweiten Geheimnis und bei der vierten großen Perle endet die zweite Dekade mit dem *Ehre sei dem Vater.* Das *Fatima-Gebet* kann wieder hinzutreten. So geht es weiter bis zur fünften Dekade mit ihrem Geheimnis. Die fünfte Dekade endet entweder beim Medaillon oder bei oder vor der zweiten großen Perle (in Richtung Kreuz) mit dem *Ehre sei dem Vater:* Das *Fatima-Gebet* kann wieder hinzutreten.

**Nachspiel (Schluss):**
Den Abschluss bildet (beim Medaillon oder der zweiten großen Perle vom Kreuz aus gesehen) ein Mariengebet, beispielsweise das *Salve Regina* oder ein anderes Mariengebet.[157]

## Beschäftigungsmöglichkeiten mit dem Rosenkranz

Neben dem Beten und Meditieren des Rosenkranzes gibt es noch viele andere Möglichkeiten, sich gemeinsam mit einem Rosenkranz zu beschäftigen. Sie können beispielsweise einen Rosenkranz selbst knüpfen. Bastelsets mit Gebetsperlen in verschiedenen Größen, Farben und Materialien, Medaillons und entsprechendem Garn gibt es in Fachgeschäften, Geschäften für Bastelzubehör oder auch im Internet.

Es gibt keine Standardvorgabe für die Größe der Perlen oder die Farbe oder das Material eines Rosenkranzes. Sie müssen Ihnen und Ihrem Familienmitglied angenehm in der Hand liegen, von den Abständen gut durch die Finger (meist Daumen und Zeigefinger) gleiten und farblich gefallen. Sie können auch unterschiedliche Farben, zum Beispiel für jede Dekade, benutzen. Rosenkränze, die mit einer Kette verbunden sind, sind für unseren Zweck weniger geeignet, da sie oft sehr schnell reißen oder sich verheddern.

Allein schon gemeinsam die entsprechenden Teile auszusuchen, die man dafür braucht und die einem gefallen, kann einige Zeit in Anspruch nehmen und sehr viel Freude machen. Einen Rosenkranz selbst zu knüpfen, ist nicht einfach. Deshalb sollten Sie die schwierigen Bastelarbeiten selbst übernehmen und Ihr Familienmitglied dabei so weit wie möglich teilhaben lassen. Der Rosenkranzknoten (ein ganz spezieller Knoten) braucht viel Übung und Geduld. Im Internet finden Sie Anleitungen, wie man ihn knüpft.

Wenn Sie einen Rosenkranz selbst knüpfen oder neu kaufen, wählen sie keinen zu kleinen (weil er dann nicht gut in der Hand liegt), aber auch keinen zu großen (vor allem keinen, der auch als Halskette getragen werden kann, weil hier die Gefahr der Strangulation besteht). Zusätzlich können Sie auch gemeinsam die Bilder für die Meditation der einzelnen Geheimnisse zeichnen und ausmalen. Vorlagen für die biblischen Szenen aus den Rosenkranzgebeten finden Sie in christlichen Malbüchern.

Es gibt also eine ganze Reihe von Möglichkeiten zur Beschäftigung, bei denen Ihnen und Ihrem oder Ihrer Angehörigen der Rosenkranz als Grundlage dienen kann. Natürlich müssen Sie den Rosenkranz nicht ständig beten. Oftmals ist es für Menschen mit einer Demenz allein schon beruhigend, ihn einfach als Begleiter dabeizuhaben, ihn in der Hand zu halten oder durch die Finger gleiten zu lassen.

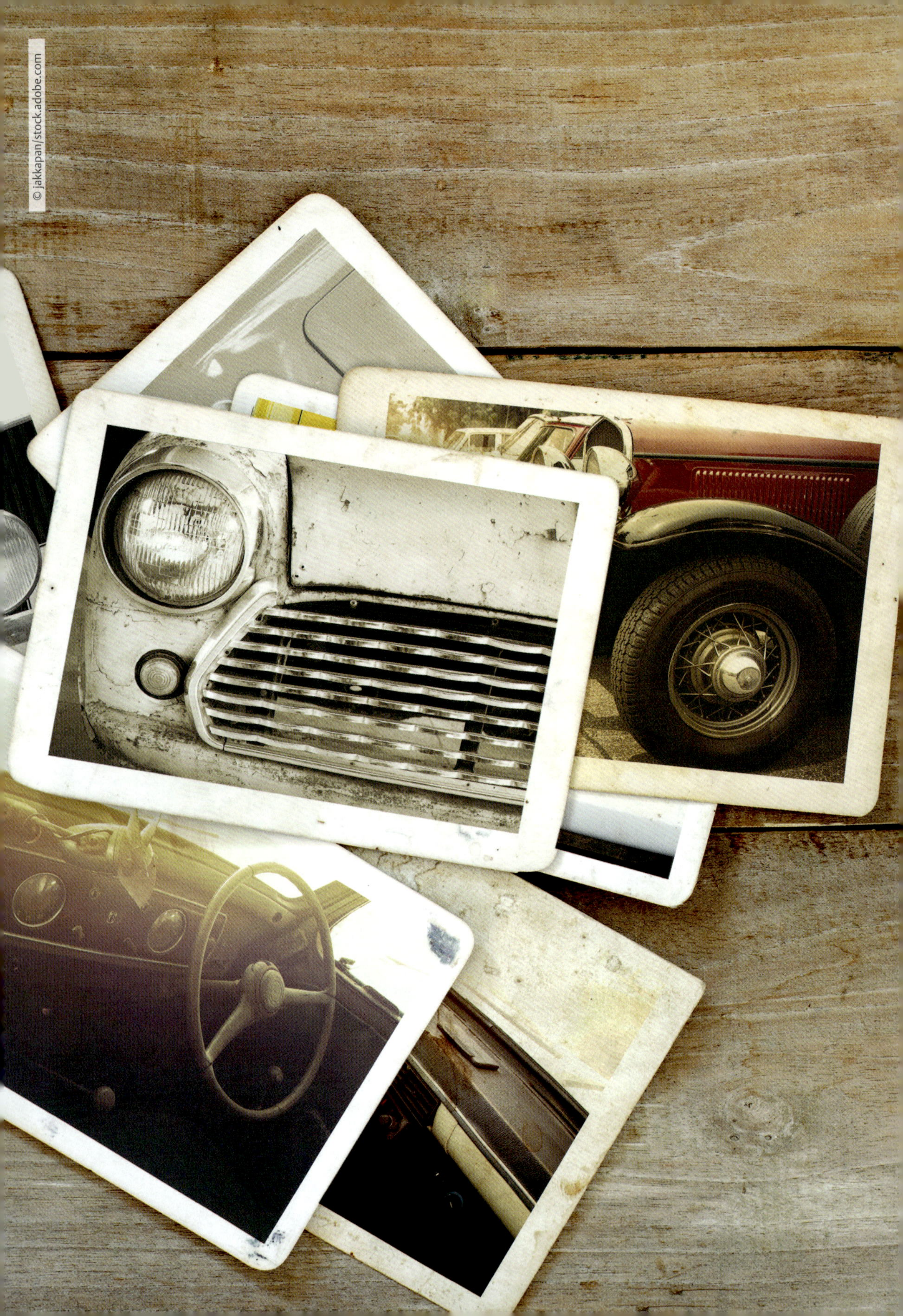

# Das Neue im Alten finden

Wenn Sie sich mit Ihrem Familienmitglied mit Demenz Bilder von historischen Ereignissen anschauen, wecken sie wahrscheinlich Erinnerungen an andere Erlebnisse.

# Die Erhaltung des Personseins

Die Kulturgeschichte ist wichtig für unsere Biografie und damit auch für unser Personsein. In dem wir uns an Vergangenes erinnern, fühlen wir uns als Person.

Der zweite Teil des Buches enthält einen Weg – nichts anderes bedeutet der Begriff »Methode« (von Griechisch »méthodos«: Weg) – der uns zu dem Ziel führen soll, das sich im ersten Teil des Buches als das wichtigste dargestellt hat: die bestmögliche Erhaltung des Personseins unter der Bedingung, dass sich die Person mit Demenz dabei als *Person mit einer Lebensgeschichte und Lebenserfahrung* fühlt. Als die hierfür entscheidende, anspruchsvolle, aber dennoch bewältigbare Formen der Beschäftigung für Personen mit Demenz haben sich die Biografiearbeit (Seite 56) und Erinnerungspflege gezeigt.

Unser Weg bietet der Biografiearbeit und Erinnerungspflege mit Menschen mit Demenz eine Grundlage, die bisher allerdings weitgehend ohne wissenschaftliche Fundierung blieb: die Bedeutung der Geschichte, genauer: der von uns getrennt scheinenden Kulturgeschichte, für die Entwicklung unserer Biografie und unseres Personseins.

Gewiss bemerken Sie, dass beispielsweise die Abbildung zur Mondlandung in diesem Buch mit Ihnen und auch dem Menschen mit Demenz irgendetwas »zu machen« scheint. Unklar bleibt aber, was genau und warum. Wir werden durch etwas, das mit hoher Wahrscheinlichkeit auch ohne uns abgelaufen wäre, anscheinend an irgendetwas anderes erinnert. Und es kommen irgendwelche Gefühle dabei auf, die uns an die eigene Geschichte erinnern.

Die Biografie eines Menschen, sein Personsein, entsteht nicht in aller Einsamkeit, sondern sie ist, wie Kitwood es formuliert hat, ein »Stand oder Status, der dem einzelnen Menschen im Kontext von Beziehung und sozialem Sein von anderen verliehen wird«,[158] ein Netzwerk von Beziehungen im Prozess des zwischenmenschlichen und sozialen Miteinanders, aber auch im Rahmen unserer kulturgeschichtlichen Entwicklung.

## Vorurteile sind hilfreich

Übersehen wird häufig, dass wir zunächst ohne Vorurteile gar nichts verstehen. Vorurteile sind die Bedingungen unseres Verstehens. Und dieses Verstehen findet immer aufgrund bestimmter Vorurteile statt, sei es im Hinblick auf die eigene Kultur oder fremde Kulturen, Gleichgesinnte oder Minderheiten. Doch ist es wichtig, diese »Vor-Urteile«, die sich meist hinter unserem Rücken in Szene setzten, in der Auseinandersetzung mit der eigenen Geschichte und der Geschichte anderer vor uns zu holen, damit sie zu wahren Urteilen werden können. So wird es möglich, dass wir Menschen, von denen wir vielleicht glaubten, sie seien nicht so wie wir, besser verstehen.

Geschichte läuft nicht unabhängig von uns ab, sondern es findet eine Wechselwirkung statt. Wir leben nicht in der Vergangenheit oder Gegenwart wie Farbe in einer Dose,[159] sondern Vergangenheit und Gegenwart sind die Bedingung dafür, dass wir uns gegenwärtig überhaupt als Person verstehen können, und zwar immer wieder neu.

Es gibt kein Personsein, das allein in der Gegenwart existiert, sondern Personsein ist immer schon der Vorgang der Verschmelzung des Gegenwärtigen mit dem Vergangenen. Es gibt keine solchen vermeintlich für sich seienden zeitlichen Horizonte. Lese ich beispielsweise einen alten Text, so vertiefe ich unter Umständen nicht nur mein Verständnis für das in ihm enthaltene Denken, sondern die darin enthaltenen unterschiedlichen Auffassungen helfen mir auch, meine eigenen Vorurteile und die Besonderheiten meiner eigenen Situation besser zu verstehen.

Es gilt also, die Beschäftigung mit Geschichte nicht wie einen Gang durch einen Altwarenladen zu betreiben, sondern mit ihr in einen Dialog einzutreten, einen Dialog, der immer schon stattgefunden hat, auch wenn wir es bisher nicht bemerkt haben und er hinter unserem Rücken ablief.

Denn, wie der deutsche Philosoph und Begründer der philosophischen Hermeneutik Hans-Georg Gadamer (1900–2002), auf den wir unsere Überlegungen stützen, es formuliert hat: »In Wahrheit gehört die Geschichte nicht uns, sondern wir gehören ihr«.[160] Die Gegenwart bildet sich nicht ohne die Vergangenheit, vielmehr findet eine *Horizontverschmelzung* statt. »Im Walten der Tradition findet ständig solche Verschmelzung statt. Denn dort wächst Altes und Neues immer wieder zu lebendiger Geltung zusammen, ohne dass sich überhaupt das eine oder andere ausdrücklich voneinander abheben.«[161]

## Aufbau und Möglichkeiten des praktischen Teils

Der zweite Teil dieses Buches ist dafür entworfen, uns immer wieder neu als Person zu verstehen, und zwar mit Hilfe geschichtlicher Ereignisse, an die sich die Person mit Demenz und Sie wahrscheinlich noch erinnern: *nationale und internationale Ereignisse*, *Medien- und Kulturereignisse*, *Spiele, Spielzeug* und *Mode*. Alle Beispiele sind mit kurzen Kommentaren versehen, die hin und wieder auf mögliche Zusammenhänge mit anderen Beispielen verweisen.

Vielleicht erinnern Sie die Beispiele auch an Möglichkeiten der Beschäftigung, die im gemeinsamen Gespräch noch gar nicht genannt wurden, beispielsweise ein altes Spiel noch einmal hervorzuholen, eine neue Sammelleidenschaft zu entwickeln, ein bestimmtes internationales oder nationales Ereignis noch einmal gemeinsam zu vertiefen, einen Film aus der Jugend noch einmal anzuschauen oder einen Roman noch einmal gemeinsam zu lesen.

Die ausgewählten Beispiele – die nicht individuell für Sie und Ihr Familienmitglied angepasst werden konnten – fügen sich in einen geschichtlichen Zeitrahmen ein, der sich an der Häufigkeit des Auftretens von Demenzerkrankungen in den unterschiedlichen Altersgruppen orientiert.[162]

Etwa zwei Drittel der an einer Demenz erkrankten Personen sind Frauen, wobei das einerseits mit der höheren weiblichen Lebenserwartung zusammenhängt, andererseits aber auch hormonelle Gründe eine Rolle spielen.

Eine deutliche Zunahme der Altersgruppe, die derzeit an einer Demenz erkrankt ist,

### Geschätzte Zahl an einer Demenz erkrankter Menschen Ende des Jahres 2021

| Altersgruppe | Anzahl |
|---|---|
| unter 65 Jahren | 100 000 |
| 65–69 Jahre | 91 500 |
| 70–74 Jahre | 157 000 |
| 75–79 Jahre | 241 900 |
| 80–84 Jahre | 495 000 |
| 85–89 Jahre | 405 000 |
| über 90 Jahre | 306 500 |

zeigt sich bei Menschen, die ein Alter von etwa 75 Jahren bis etwa 90 Jahren aufweisen. Da ein großer Anteil an wichtigen Erinnerungen dieser Generation aus dem 15. bis 30. Lebensjahr stammt, mit einem Höhepunkt etwa um das 20. Lebensjahr, beginnen die Kategorien der Beispiele in der Zeit nach dem Zweiten Weltkrieg und setzen sich (um auch noch die jüngere Generation zu erfassen) bis in die 70er- und 80er-Jahre fort.

## Schöne Erfahrungen für eine gute Zeit

Es empfiehlt sich, dass Sie die Kategorien und Beispiele zunächst einmal allein anschauen und dann bei der gemeinsamen Beschäftigung Beispiele beiseitelassen, bei denen Sie das Gefühl haben, dass sie bei Ihrem Familienmitglied negative Gefühle erzeugen. Allerdings habe ich in meiner eigenen Praxis mit diesen Kategorien und Beispielen bei der Biografiearbeit mit Menschen mit Demenz keine solchen negativen Erfahrungen gemacht. So konnten sich viele Patientinnen und Patienten beispielsweise noch sehr gut an die Zeit des Kalten Krieges erinnern. Da sich aber niemand darunter befand, der am Koreakrieg oder am Vietnamkrieg teilgenommen hatte, wurden vielmehr Erinnerungen an Dinge wach, die zu dieser Zeit im Kreis der Familie erlebt wurden.

Bei meiner gemeinsamen Arbeit mit Patientinnen und Patienten mit Demenz im Krankenhaus habe ich sehr schöne Erfahrungen gemacht, wenn wir den im zweiten Teil des Buches dargestellten Weg gemeinsam beschritten. Durch das Anschauen der Bilder war es nicht nur wesentlich leichter, die Patientinnen und Patienten an ihre Biografie heranzuführen, sondern die Erinnerungen kamen fast von selbst beim Anschauen der Bilder und Lesen der kleinen Texte. Viele kamen sofort noch auf andere Ereignisse zu sprechen. Ein Patient erzählte von Apollo 13, nachdem wir uns die Mondlandung von Apollo 11 angeschaut hatten. Eine Patientin meinte, nachdem wir die Mode aus den 50er-Jahren betrachtet hatten, da würde noch die Abbildung einer Jukebox hingehören. Daran könnte sie sich nämlich noch genau erinnern. Durch die Bilder und Texte wurde nicht nur die Biografiearbeit mit Patientinnen und Patienten wesentlich erleichtert, es kamen auch noch ganz andere Erinnerungen auf, die allein im Gespräch möglicherweise gar nicht hervorgetreten wären.

Eigentlich umfasst unsere Methode die komplette Kulturgeschichte von der Nachkriegszeit bis zum Fall der Mauer. Das ist im Rahmen dieses Buches natürlich nicht möglich. Aber der Grundstein ist gelegt. Sie finden in meinen Empfehlungen (Seite 118) auch eine Reihe von Literatur, die ich benutzt habe, um das Ganze auf den Weg zu bringen. Hier sind die einzelnen Jahrzehnte mit all ihren Kultur- und Medienereignissen sehr ausführlich beschrieben.

Sie können also selbst andere Beispiele hinzufügen, die Ihnen und Ihrem Familienmitglied noch in guter Erinnerung sind. Oder Sie können die Kategorien erweitern, die hier nur kurz und mit wenigen Beispielen vertreten sind, zum Beispiel die Kategorie der Literatur. Sie können auch neue Kategorien bilden, so eine eigene Reise durch Ihre gemeinsame Lebenszeit planen und in einen Dialog mit Ihrer gemeinsamen Lebensgeschichte eintreten.

Die Beschäftigung mit den Bildern und den jeweils beigefügten kleinen Texten aus den verschiedenen Jahrzehnten ist eine ideale »kulturgeschichtliche« Ergänzung zum Biografieheft als Form der Erinnerungspflege. Entsprechend bietet es sich an, dass Sie den zweiten Teil des Buches so nutzen, dass Sie sich, nachdem Sie mit Ihrem Familienmitglied einen bestimmten Lebensabschnitt biografisch »erarbeitet« und die entsprechenden Seiten im Biografieheft ausgefüllt und gestaltet haben, diese noch einmal um die Kulturgeschichte dieser Zeit erweitern. Mit Sicherheit werden Sie dann auch gemeinsam etwas Neues im Alten finden.

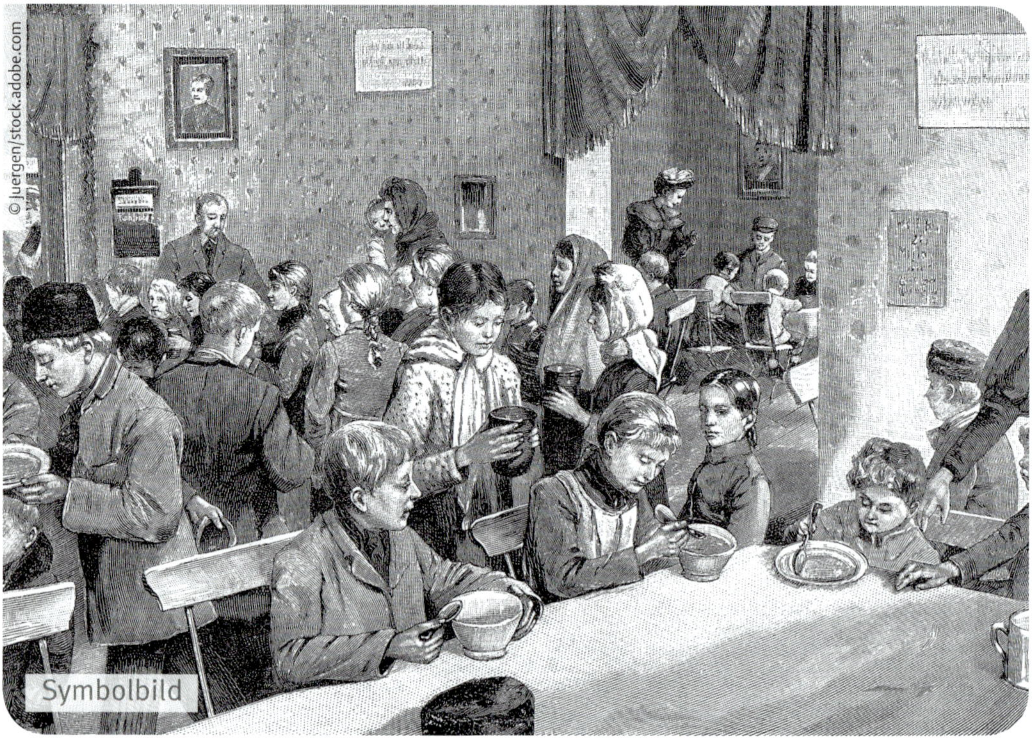




## Die Nachkriegszeit

Als Nachkriegszeit werden meist die Jahre nach dem Zweiten Weltkrieg bezeichnet, der Anfang Mai 1945 mit der bedingungslosen Kapitulation der deutschen Wehrmacht endete. In Deutschland und Österreich waren diese Jahre gekennzeichnet durch die Bewältigung der NS-Diktatur und den Neuaufbau einer staatlichen Ordnung, der Wirtschaft und der Infrastruktur. Bestimmt wurden die Nachkriegsjahre von den alliierten Siegermächten Sowjetunion, USA, Großbritannien und Frankreich, die mit Hilfe von Militärregierungen die oberste Staatsgewalt ausübten. Entsprechend war Deutschland in vier Besatzungszonen und Berlin in vier Sektoren eingeteilt.

Durch die im Krieg entstandenen Schäden war diese Zeit für viele Menschen noch immer durch einen großen Mangel an Nahrungsmitteln und anderen Gütern geprägt. Schulspeisungen waren für viele Kinder die einzige Möglichkeit, eine warme Mahlzeit zu bekommen.

Anfang der 1950er-Jahre nahm in Deutschland dann langsam der wirtschaftliche Wohlstand wieder zu (»Wirtschaftswunder«, Seite 93).

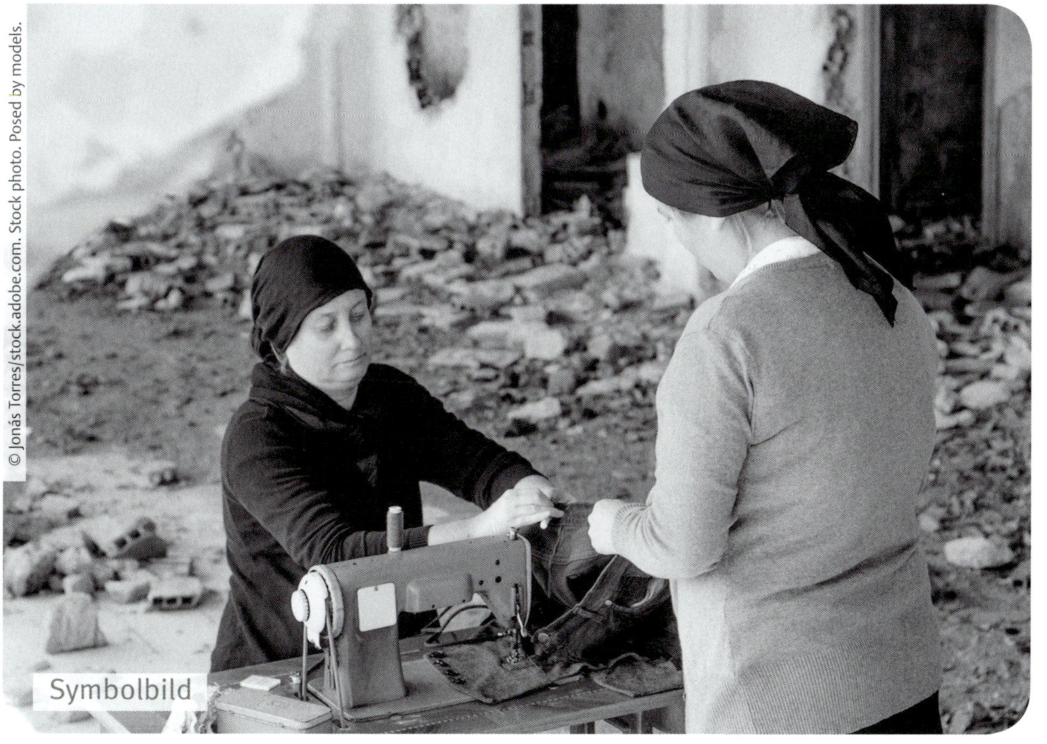




## Wiederaufbau

1945 waren bei den Luftangriffen ganze Stadtviertel dem Erdboden gleich gemacht worden und auch die Innenstädte glichen einem Trümmerfeld. Mehr als ein Drittel der Bevölkerung musste in Notunterkünften leben.

Trotz der schwierigen Ausgangslage nach der bedingungslosen Kapitulation im Jahre 1945 und der enormen Schäden in großstädtischen Wohnraumgebieten waren auf dem Gebiet der späteren Bundesrepublik etwa 80 bis 85 Prozent der Produktionskapazitäten unzerstört geblieben.

In den 1950er-Jahren wurden drei Millionen Wohnungen in der Bunderepublik gebaut.

Viele alte Gebäude wurden rekonstruiert. Dabei zeigte sich, dass es nicht nur einen Mangel an Fachkräften, sondern auch an jungen Architekten und Bauplanern gab, die entweder im Krieg gefallen oder in Gefangenschaft geraten waren. Häufig entschieden deshalb Leute über den Wiederaufbau, die schon vor 1945 in den Bauämtern gesessen hatten.

Bei der Wiederherstellung des Straßen- und Schienennetzes wie auch der Schifffahrtswege kam der Wiederaufbau ebenfalls gut voran. Auch die Aufräumarbeiten in den Städten machten vor der Währungsreform (Seite 91) gute Fortschritte.

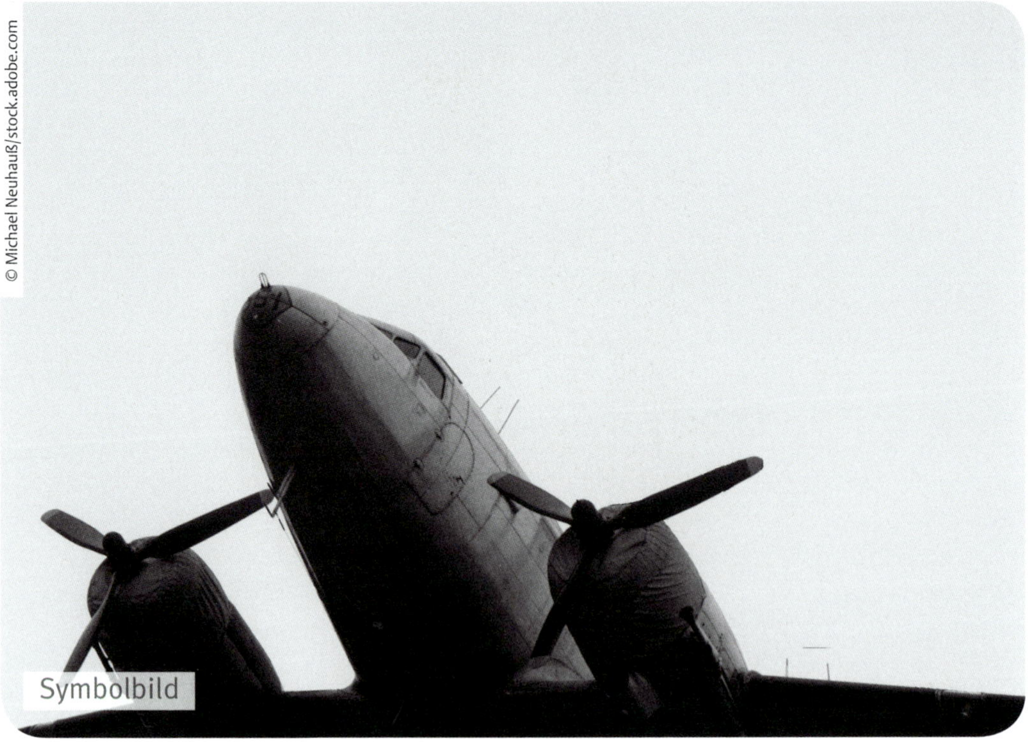

Symbolbild

# Berliner Luftbrücke

In der Nacht vom 23. zum 24. Juni 1948 wurde in den drei Westsektoren Berlins die Elektrizitätsversorgung aus dem Ostsektor und der sowjetischen Zone eingestellt. Tags darauf wurde der Zug- und Straßenverkehr aus den Westzonen nach Berlin blockiert, wenig später auch der Schiffsverkehr. Bis auf drei schriftlich vereinbarte Luftkorridore waren Berlins Verbindungen nach Westen vollständig unterbrochen.

Die »Berliner Blockade« war unter anderem eine Reaktion Stalins auf die Währungsreform in den westlichen Besatzungszonen. Der Versuch der UdSSR, auf diesem Weg ganz Berlin unter ihre Kontrolle zu bringen, scheiterte an dem Widerstandswillen der Westmächte und der Bevölkerung von Berlin (West).

Ab dem 25. Juni 1948 brachten amerikanische und britische Flugzeuge über zwei Millionen Tonnen an Lebensmitteln, Industriegütern und Kohle in die Westsektoren der Stadt; Tag und Nacht landete alle 90 Sekunden ein Flugzeug in Berlin.

Nach Vereinbarung der Westmächte mit der UdSSR in New York hob die sowjetische Militärverwaltung in Berlin (Ost) die Blockade offiziell am 12. Mai 1949 auf.

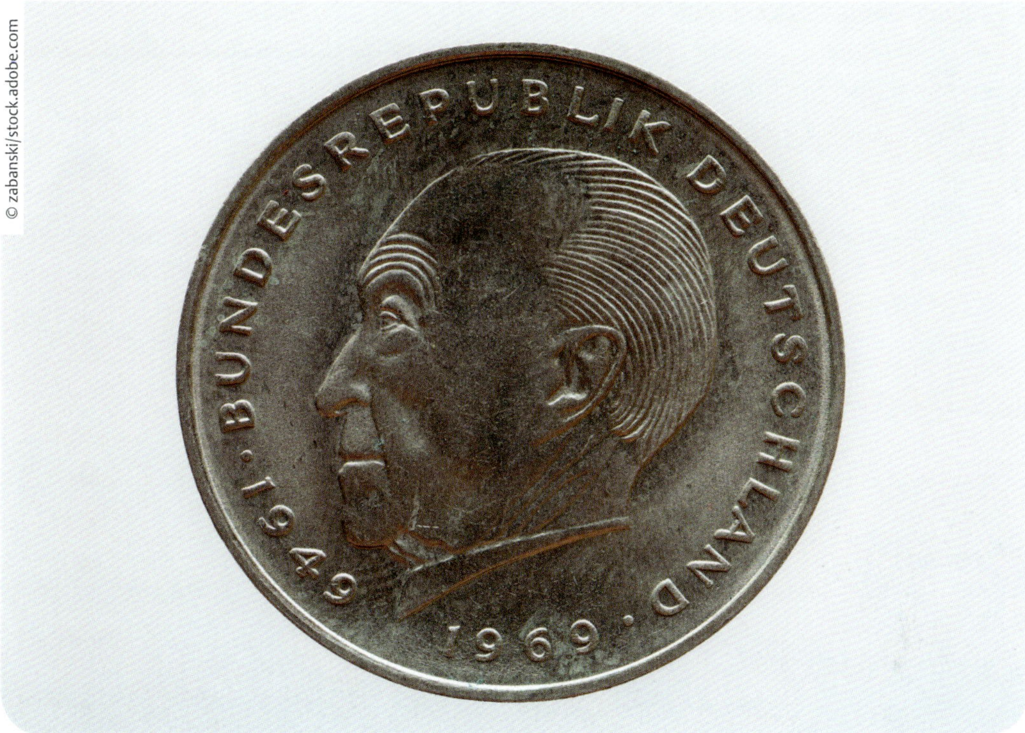




## Gründung der Bundesrepublik Deutschland

Am 23. Mai 1949 verkündete Konrad Adenauer (1876–1967) in Bonn als Präsident des Parlamentarischen Rates das Grundgesetz für die Bundesrepublik Deutschland. Nach Artikel 20 im Grundgesetz versteht sich die Bundesrepublik Deutschland als demokratischer und sozialer Bundesstaat, in dem alle Staatsgewalt vom Volke ausgeht. Die Gesetzgebung (Legislative) ist an die verfassungsmäßige Ordnung gebunden, die vollziehende Gewalt (Exekutive) und die Rechtsprechung (Judikative) an Recht und Gesetz. Adenauer galt für die Öffentlichkeit als der Hauptakteur der Staatsgründung. Seit der Wiedervereinigung gilt das Grundgesetz für das gesamte Bundesgebiet.

Bereits am 21. Juni 1948 wurde in den westlichen Besatzungszonen die Deutsche Mark eingeführt. Sie löste die inflationäre Reichsmark ab und bildete eine wichtige Grundlage für den wirtschaftlichen Aufschwung. In der sowjetisch besetzten Zone, die am 7. Oktober 1949 zur Deutschen Demokratischen Republik wurde, wurde 1948 die Reichsmark durch die Mark der DDR ersetzt.

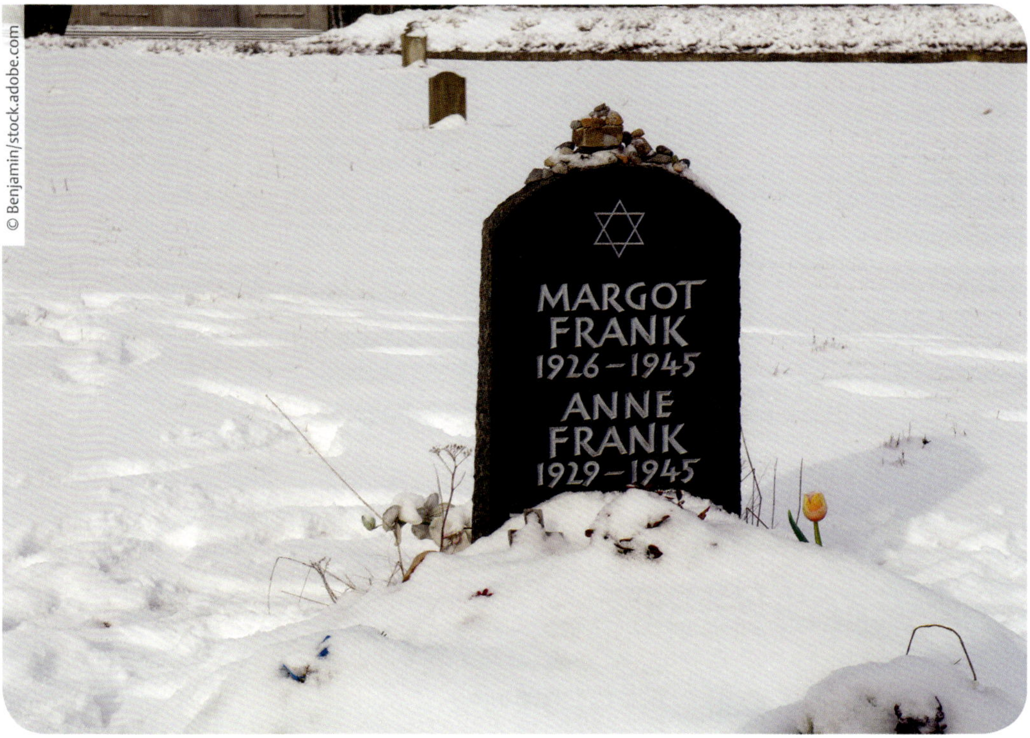




## Das Tagebuch der Anne Frank

1933 übersiedelte die jüdische Familie Frank aus Angst vor den Nationalsozialisten von Frankfurt am Main nach Amsterdam. 1941 musste sie sich auch dort vor den Nationalsozialisten verstecken, wurde 1944 verraten und nach Ausschwitz deportiert. Die Kinder Margot und Anne Frank starben im März 1945 in Bergen-Belsen. 1947 erschien »Das Tagebuch der Anne Frank«, das Anne vom 14. Juni 1942 bis zum 1. August 1944 zwischen ihrem 13. und 15. Lebensjahr schrieb, in der niederländischen Erstausgabe. Auf eine französische Ausgabe (1950) folgte eine deutsche (ebenfalls 1950). 1952 erschien das Buch auf Englisch, in einer Edition für Großbritannien und einer für die USA.

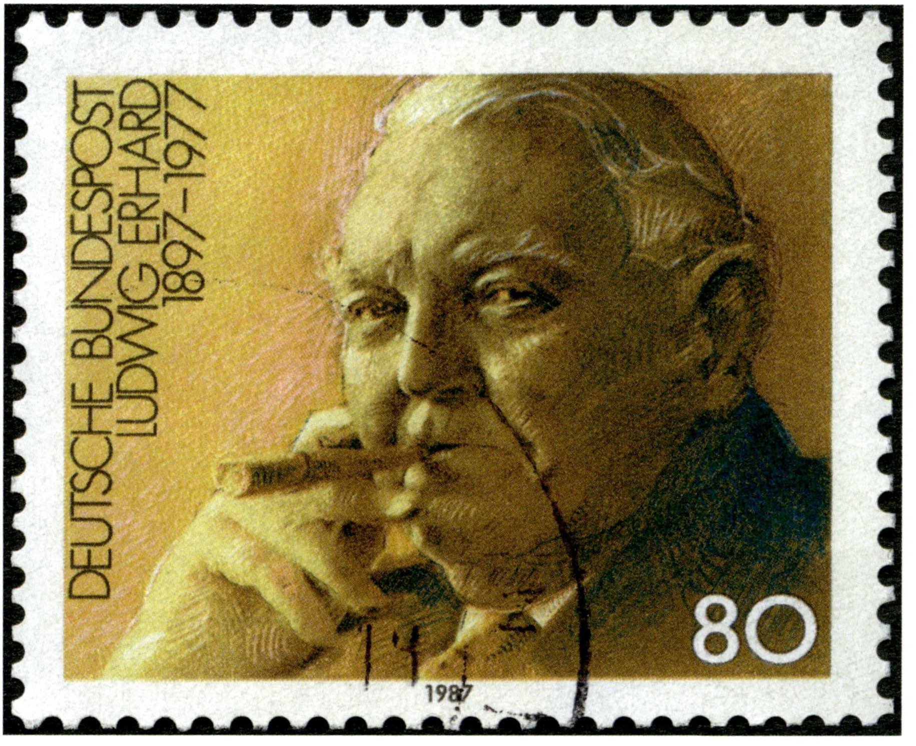


## Wirtschaftswunder

Die sogenannten »Wirtschaftswunderjahre« der jungen Bundesrepublik Deutschland umfassen die 1950er-Jahre, in denen es zu einem unerwarteten Aufschwung der Wirtschaft kam. Sie dauerten bis Anfang der 60er-Jahre an. Untrennbar mit dem Wirtschaftswunder verbunden ist der erste Wirtschaftsminister der Bundesrepublik Deutschland Ludwig Erhard. Erhard setzte auf das von ihm mit entwickelte Konzept der Sozialen Marktwirtschaft. Deren politisches Ziel besteht darin, wirtschaftlich effizientes Handeln zu ermöglichen, die soziale Lage der Bevölkerung zu verbessern und »Wohlstand für alle« zu erreichen.

Allein mit deutschen Arbeitern und Fachkräften wäre das Wirtschaftswunder allerding gar nicht zu stemmen gewesen. Am 20. Dezember 1955 wurde deshalb in Rom das erste Anwerbeabkommen geschlossen. Gemeinsam mit der italienischen Arbeitsverwaltung wurden Arbeitskräfte angeworben, die als sogenannte »Gastarbeiter« (ein umstrittener Begriff) nicht zuletzt auch in Wolfsburg eingesetzt wurden, wo der VW-Käfer (Seite 94) hergestellt wurde.

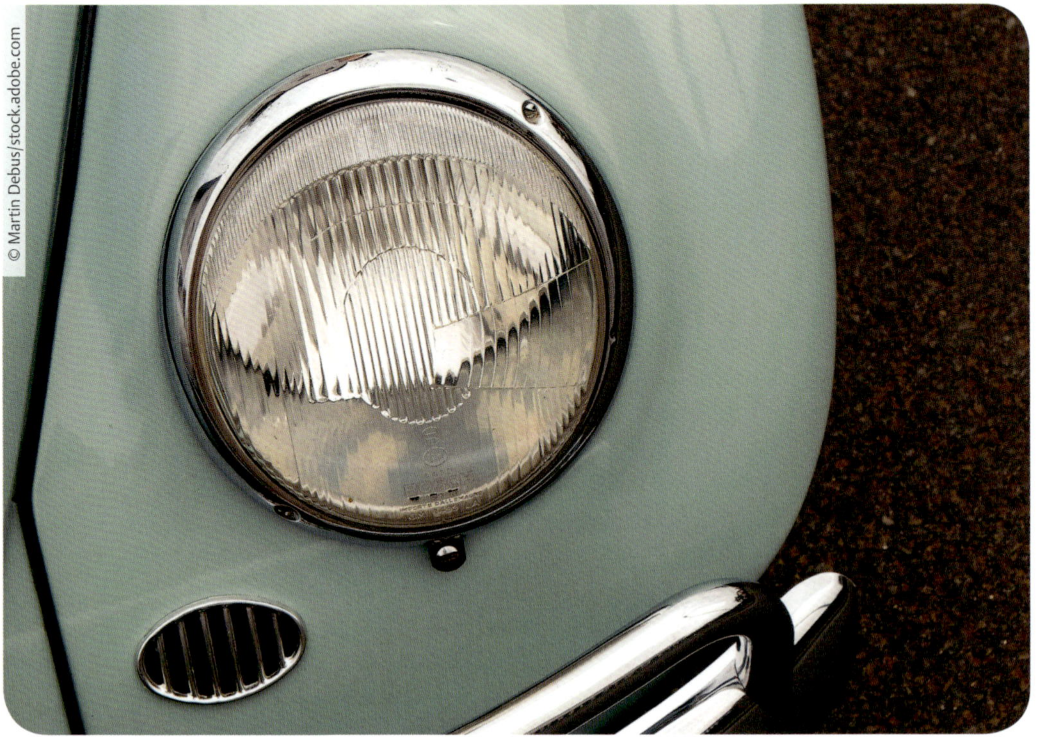
© Martin Debus/stock.adobe.com

## VW-Käfer

1955 lief in Wolfsburg der millionste VW-Käfer vom Band. Bis zur Einstellung der Produktion 1981 wurden insgesamt 21 Millionen Käfer gebaut. Seine Ursprünge gehen auf den NS-Staat zurück, der einen »Volkswagen« schaffen wollte, der für breite Bevölkerungsschichten bezahlbar sein sollte. Maßgeblichen Anteil an seiner Entwicklung hatte Ferdinand Porsche (1875–1951). Im Rahmen des Wirtschaftswunders (Seite 93) wurde der Käfer vor allem auch in die USA exportiert, dem neben Deutschland wichtigsten VW-Markt. Nach dortigen Begriffen galt er als sparsames Automobil, vor allem gegenüber den sogenannten »Straßenkreuzern« der 60er-Jahre.

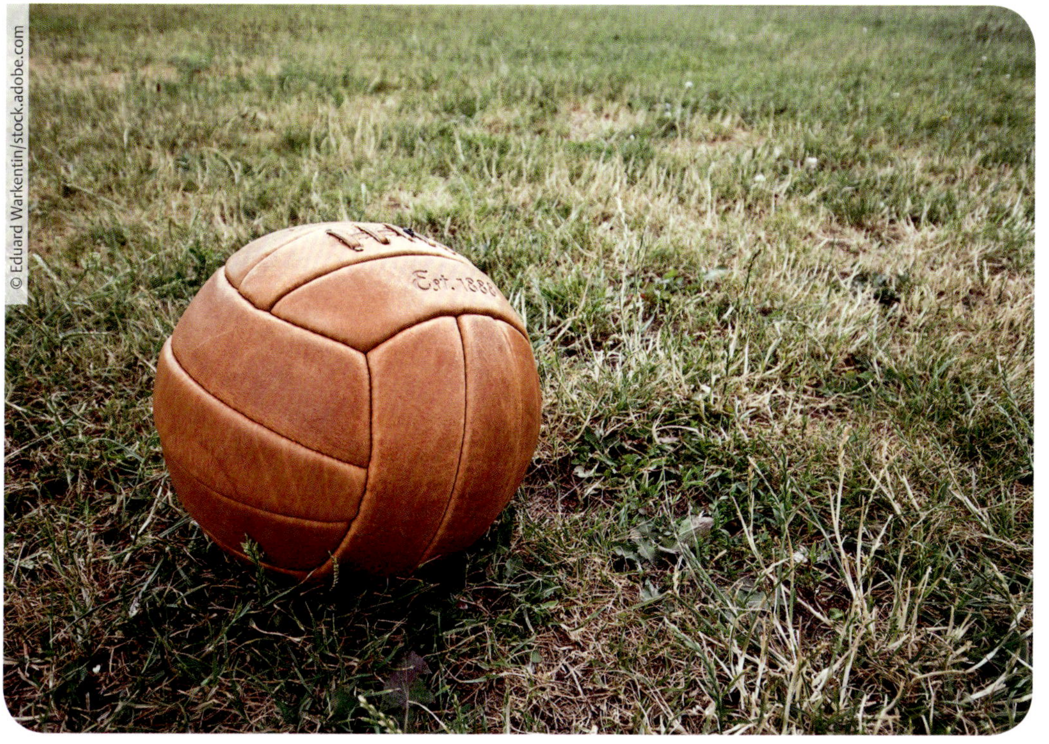




# Das Wunder von Bern

Als »Wunder von Bern« wird das Endspiel der Fußball-Weltmeisterschaft am 4. Juli 1954 in der Schweiz bezeichnet. Nach einem 0:2-Rückstand gelang der bundesdeutschen Fußballnationalmannschaft der 3:2 Sieg gegen die favorisierte Nationalmannschaft Ungarns.

Eng verbunden mit dem Wunder von Bern ist die Ausrüstung der deutschen Nationalmannschaft mit Schraubstollen, die es ermöglichten, das Schuhwerk an die Wetterlage anzupassen. Sie gelten als »Wunderwaffe«, denn sie sicherten den deutschen Spielern Standfestigkeit in der zweiten Halbzeit, in der der Boden zunehmend nasser wurde.

Die Fußball-Weltmeisterschaft in der Schweiz war die erste, die live im Fernsehen übertragen wurde. Ein Fernsehgerät kostete rund 1 200 D-Mark (was etwa der Summe von fünf Gehältern entsprach). In Deutschland stiegen während des Turniers die angemeldeten Fernsehgeräte um fast fünfzig Prozent auf 40 980 Geräte.

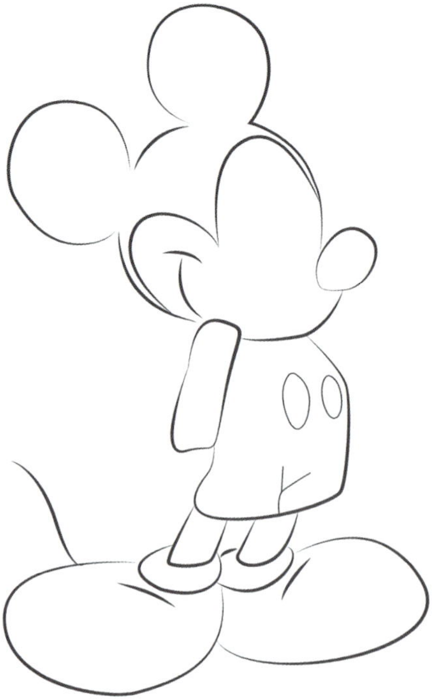

## Micky Maus

Der »Boom« der Comics setzte in Deutschland Anfang der 50er-Jahre ein. Es gab Comics als »Strip« (schmaler Streifen) in verschiedenen Zeitschriften wie »Quick«, »HörZu« oder »Stern«. Dazu gehörten Serien wie »Nick Knatterton« (ab 1952) und »Mecki« (ab 1953). Bereits 1951 kam dann das erste Heft von »Micky Maus« auf den Markt, deren Serie bald eine wöchentliche Auflage von mehr als einer Million erreichte.

»Mickey Mouse« ist eine amerikanische Zeichentrickfigur, die 1928 von Walt Disney und Ub Iwerks erdacht und geschaffen wurde. Sie ist die langjährige Gallionsfigur der Walt Disney Company. Zu ihren Freunden zählt unter anderen der gutmütige Hund Pluto und sein anthropomorphes Gegenüber »Goofy«, die unnahbare »Minnie Maus«, der etwas arbeitsscheue Enterich »Donald Duck« und seine drei wissbegierigen Neffen sowie – falls er nicht gerade der Panzerknackerbande und seinen Millionen hinterherjagt oder im Geldspeicher badet – der schon etwas betagte, aber welterfahrene »Onkel Dagobert«.

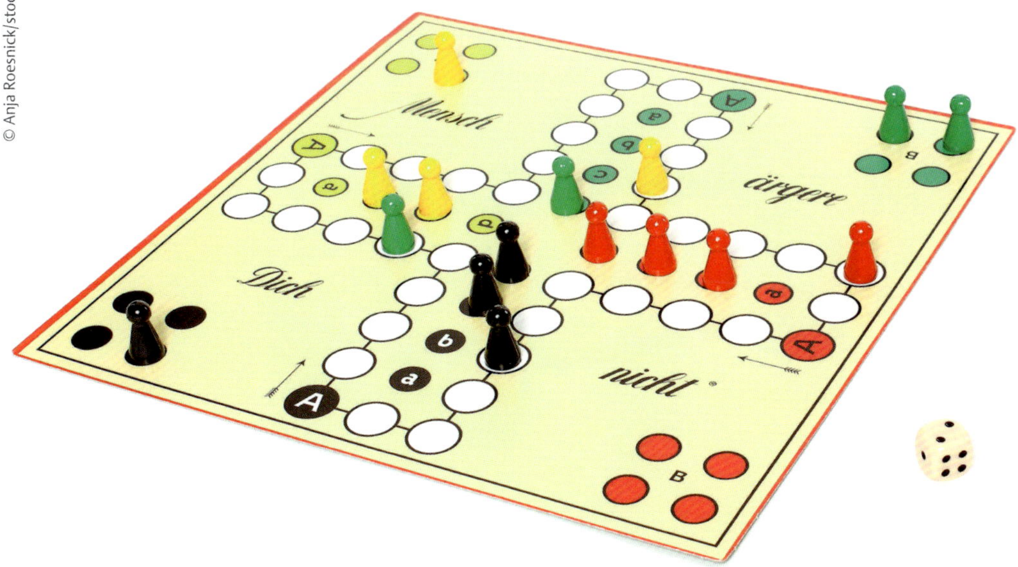


# Mensch ärgere Dich nicht

Das Gesellschaftsspiel »Mensch ärgere Dich nicht« für zwei bis sechs Personen zählt zu den Klassikern unter den deutschen Brettspielen. In seiner heutigen Form wurde das Spiel bereits 1907/08 von Josef Friedrich Schmidt – dem Gründer von Schmidt Spiele – in einer Werkstatt in München-Giesing in Anlehnung an das englische Brettspiel »Ludo« erfunden. Das Spiel erschien erstmals 1910 und wurde ab 1914 in Serie produziert. Der Durchbruch gelang, nachdem Schmidt während des Ersten Weltkriegs 3 000 Exemplare an Lazarette verschickt hatte, damit sich die verwundeten Soldaten ablenken und beschäftigen konnten. Bis 1920 wurden daraufhin mehr als eine Million Exemplare verkauft.

Ziel des Spiels ist es, vier eigene Spielfiguren vom Startfeld einmal über das Spielfeld und dann auf die Zielfelder (»Häuschen«) zu führen. Über die Anzahl der zu ziehenden Felder entscheidet der Würfel. Der Spieler mit der höchsten Augenzahl beginnt. Dann geht es im Uhrzeigersinn weiter. Eine genaue Anleitung des Spiels finden Sie im Internet, wobei es zahlreiche Varianten gibt, wie das Spiel gespielt werden kann.

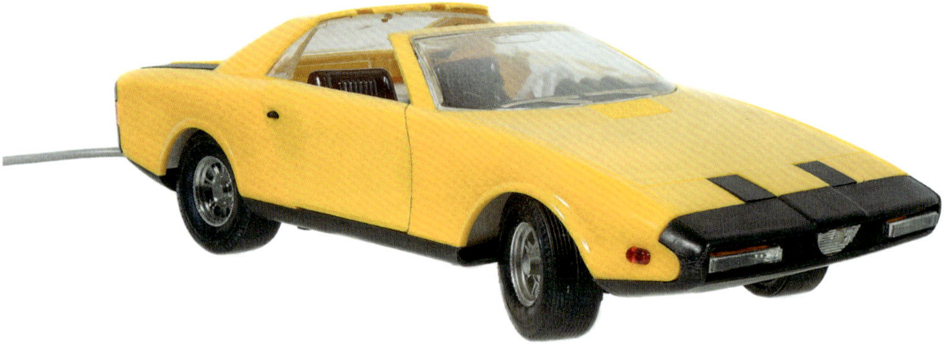

## Spielzeugautos

Bereits vor der Entwicklung des ersten Spielzeugautos durch Carl Benz (1844–1929) wurden für Kinder Holzwagen, später Kutschen und andere Fuhrwerke zum Spielen nachgebaut. Die ersten Spielzeugautos waren meist aus Holz, das aber später durch Blech abgelöst wurde.

Nach dem Ersten Weltkrieg setzte die Nachfrage nach mechanischem und beweglichem Spielzeug ein, zu dem auch Spielzeugautos zählen. Noch in den 1960er-Jahren produzierte die Firma Schuco handtellergroße aufziehbare Spielzeugautos. Später wurden von Spielzeugherstellern auch ferngesteuerte Modelle angeboten bis hin zu sogenannten »Action-Autospielen« wie der »Darda-Bahn« oder der »Hot-Wheels«-Serie. Auch aufwendig gestaltete und sehr detailgetreue Modellautos gehörten dazu und sind oftmals begehrte Sammlerstücke.

Die sogenannten »Seifenkisten«, mit denen Kinder Rennen veranstalteten, kamen um 1900 auf. Seit den 1970er-Jahren ist das »Bobby-Car« bei Kindern und Eltern sehr beliebt.

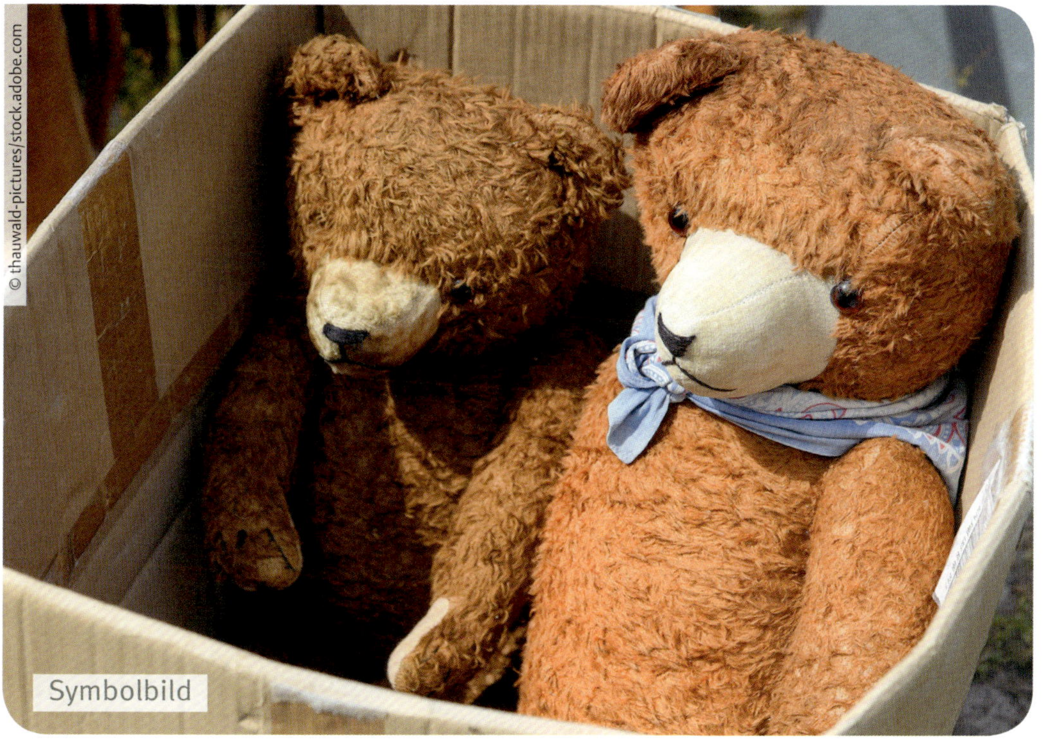


# Teddybären

Aus den 1950er-Jahren ist der Teddybär ebenso wenig wegzudenken wie aus den Jahrzehnten davor und danach. Richard Steiff (1877–1939) zeichnete 1894 während seines Studiums seinen ersten Bären im Nill'schen Tiergarten in Stuttgart. 1902 entwickelt er den ersten gegliederten Teddybären der Welt, den Bär 55 PB (55 cm stehend und P = Plüsch B = beweglich).

1903 stellte Richard Steiff seinen Bären bei der Leipziger Frühjahrsmesse vor. Dank der Bestellung von Hermann Berg, Chefeinkäufers von Geo. Borgfeld & Co., wurden ungefähr 3 000 Bären verkauft. Ein Jahr später waren es bereits 12 000. Steiff verwendete 1906 offiziell für den bisher noch namenlosen Bären die Bezeichnung »Teddy-Bär«. Namensgeber war der 26. Präsident der Vereinigten Staaten, Theodore Roosevelt (1858–1919), der sich bei einem Jagdausflug geweigert hatte, einen angebundenen Bären zu erschießen. Er wurde daraufhin von dem Karikaturisten Clifford K. Berryman in der Washington Post immer mit einem Bären dargestellt. Das war die ideale Werbung für Steiff, der weltweite Teddy-Boom begann und seine Marke erlangte ebenfalls weltweite Bekanntheit.

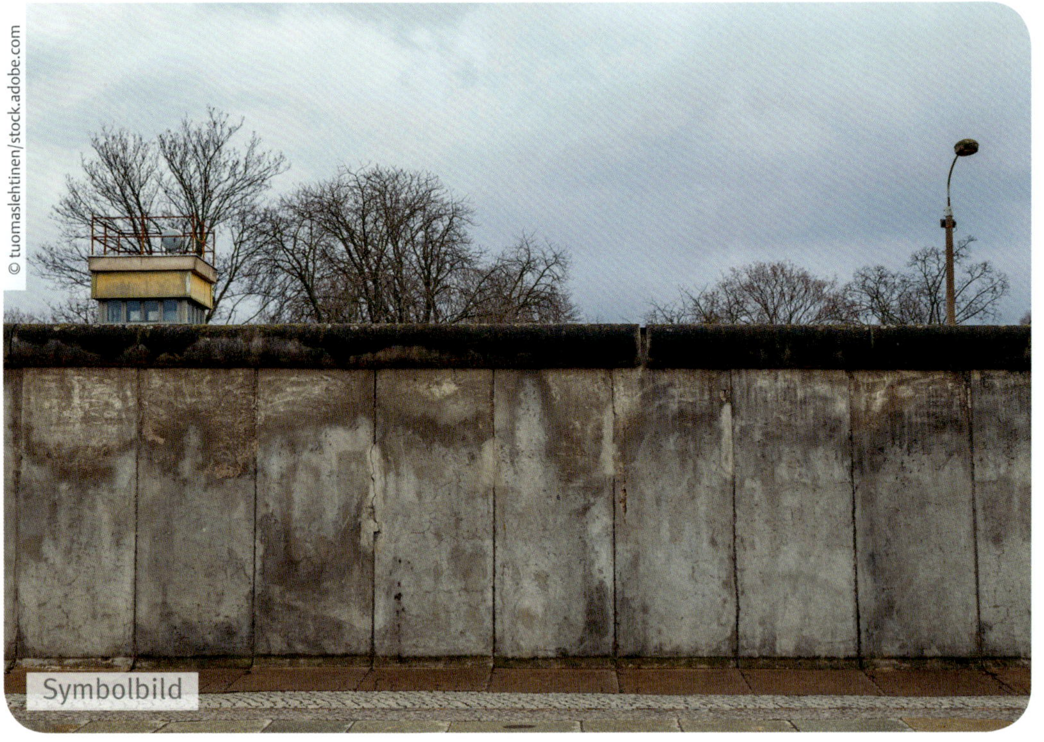




# Bau der Berliner Mauer

Zwischen 1949 und 1961 hatten etwa 2,7 Millionen Menschen die DDR und Ost-Berlin verlassen. Etwa die Hälfte waren junge Leute unter 25 Jahren. Der gesellschaftliche und wirtschaftliche Zusammenbruch der DDR war abzusehen. Am 13. August wurden an der Grenze des sowjetischen Sektors zu West-Berlin provisorische Absperrungen errichtet. Diese wurden dann bald durch eine Mauer aus Betonplatten und Hohlblocksteinen ersetzt. Auch ganze Straßenzüge und Wohnhäuser wurden in die Grenzbefestigung einbezogen.

Mit dem Bau der Mauer wurde auch der Austausch von Waren und Dienstleistungen unterbrochen. Die innerdeutsche Grenze war bereits seit 1952 abgeriegelt und stark befestigt worden. In der Folgezeit wurden die Grenzanlagen immer weiter ausgebaut und die Kontrollsysteme perfektioniert.

Über 100 000 Bürgerinnen und Bürger der DDR versuchten, über die innerdeutsche Grenze oder die Berliner Mauer in den Westen zu fliehen. Mehr als 600 Menschen starben bei ihrem Fluchtversuch oder wurden von Grenzsoldaten der DDR erschossen.

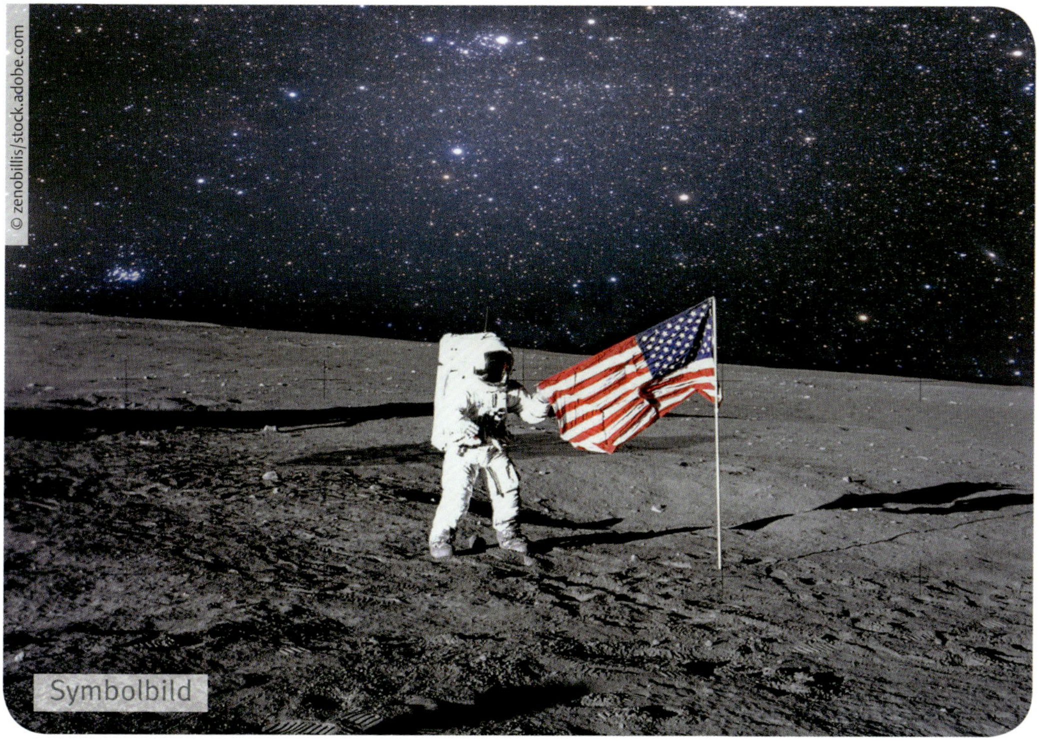

© zenobilis/stock.adobe.com

# Erste Mondlandung mit Apollo 11

Die Mondlandung war die Reaktion der USA auf den Satelliten Sputnik, den die UdSSR am 4. Oktober 1957 ins All schoss. 1959 folgte die erste unbemannte harte Mondlandung durch Lunik 2 und im April 1961 der erste bemannte Raumflug durch Juri Gagarin, der dann zum »Held der Sowjetunion« ernannt wurde. Damit war die Sowjetunion zur führenden Raumfahrtnation aufgestiegen.

Eine bemannte Mondlandung sahen die USA als die einzige Möglichkeit, dem etwas entgegenzusetzen. Das Apollo-Programm wurde von der NASA zwischen 1961 und 1972 betrieben. Man erforschte und erprobte für eine Mondlandung relevante Techniken. Mit der Apollo-11-Mission gelang am 20. Juli 1969 die erste bemannte Mondlandung. Für die Fernsehübertragung der Mondlandung in der Bundesrepublik Deutschland wurde fast das gesamte Fernsehprogramm im Umfeld gestrichen und man sendete 28 Stunden lang.

Nach der Mission Apollo 11 gab es noch fünf weitere Mondlandungen, die letzte 1972. Danach wurde das Programm – nicht zuletzt aus Kostengründen – eingestellt.

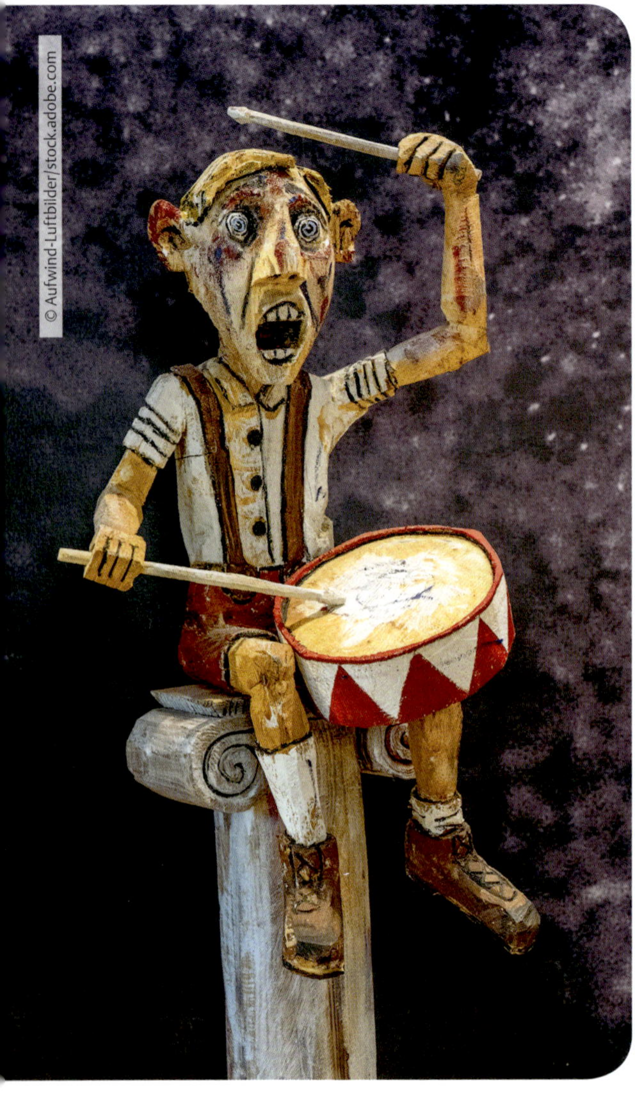



## Die Blechtrommel

»Die Blechtrommel« ist ein Roman des Literaturnobelpreisträgers Günter Grass (1927–2015), der 1959 als Auftakt der »Danziger Trilogie« erschien. Er gehört zu den meistgelesenen Romanen der Nachkriegsliteratur. Der Protagonist des Romans, Oskar Matzerath, kommt 1924 in Danzig zur Welt mit einem – nach eigenen Auskünften – bereits vollständig entwickelten Verstand. An seinem dritten Geburtstag fällt er die Entscheidung, nicht mehr zu wachsen und aus der Perspektive des »ewigen Kindes« über die Welt der Erwachsenen zu berichten. Dank einer Blechtrommel, die er an diesem Tag der Entscheidung geschenkt bekommt, kann er sich auch Ereignisse vergegenwärtigen und über sie berichten, an denen er nicht unmittelbar beteiligt war – so beispielsweise über die Zeugung seiner Mutter auf einem Kartoffelacker.

Die »Danziger Trilogie« besteht – neben »Der Blechtrommel« – aus zwei weiteren, inhaltlich selbstständigen Werken: der Novelle »Katz und Maus« (1961) und dem Roman »Hundejahre« (1963).

# Farbfernsehen

Mit einem symbolischen Knopfdruck startete der damalige Vizekanzler Willy Brandt am 25. August 1967 auf der Funkausstellung in West-Berlin das Farbfernsehen in der Bundesrepublik. Die DDR folgte 1969.

Eines der Großereignisse, die in Farbe übertragen wurden, waren die XX. Olympischen Sommer-Spiele in München. Zu Beginn besaßen nur etwa 6000 Haushalte ein entsprechendes Gerät, das damals zwischen 2400 und 4000 D-Mark kostete. Deshalb musste sichergestellt werden, dass die neue Technik – das PAL-System – auch von Schwarz-Weiß-Geräten in gewohnter Qualität empfangen werden konnte.

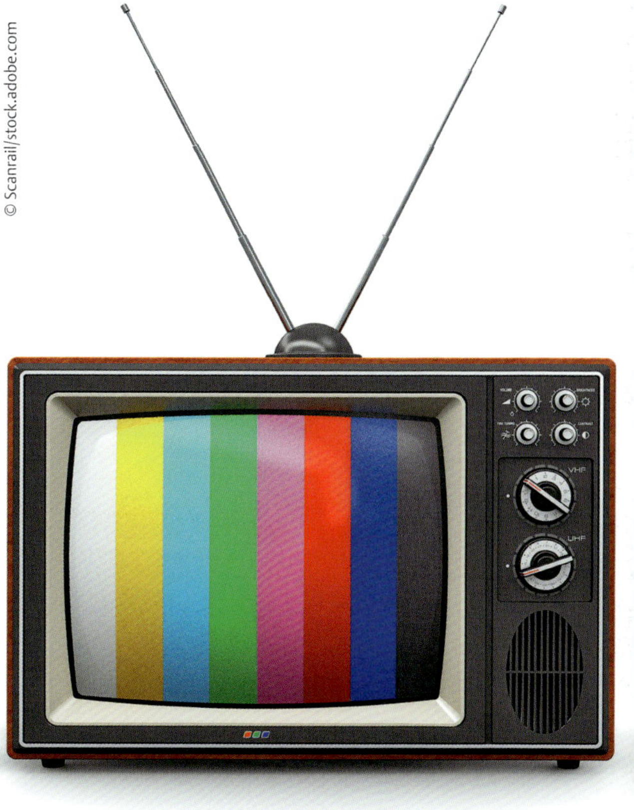

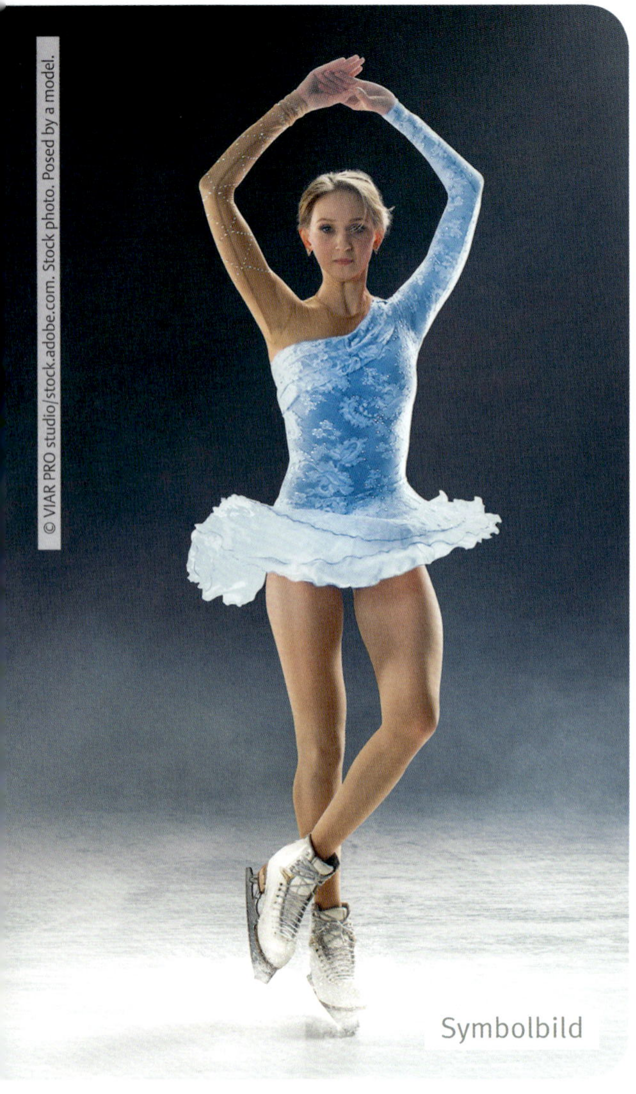




## Marika Kilius und Hans-Jürgen Bäumler

Das Eiskunstlaufpaar Marika Kilius (geb. 1943) und Hans-Jürgen Bäumler (geb. 1942) galt während den 1960er-Jahren in der bundesdeutschen Öffentlichkeit als »Traumpaar«. Ab 1958 traten sie gemeinsam bei internationalen Meisterschaften im Paarlauf an. Von 1959 bis 1964 gewannen sie sechs Europameistertitel, 1963 und 1964 wurden sie Weltmeister. Bei den Olympischen Winterspielen 1960 und 1964 gewannen sie jeweils die Silbermedaille.

1964 beendeten sie ihre Amateurlaufbahn und wechselten ins Profilager über, wo sie in den folgenden Jahrzehnten bei internationalen Eisschauen auftraten. 2011 wurde das Eislaufpaar in die »Hall of Fame« des deutschen Sports aufgenommen.

## Mode der 60er-Jahre

Das britische Fotomodell Twiggy (Lesley »Twiggy« Lawson, geb. 1949), die US-amerikanische Journalistin und Verlagslektorin Jacqueline Kennedy Onassis (1929–1994), die als Ehefrau des US-Präsidenten John F. Kennedy von 1961–1963 die First Lady der Vereinigten Staaten war, und die Schauspielerin britisch-niederländischer Herkunft Audrey Hepburn (1929–1993) stehen stellvertretend für den Stil der »Swinging Sixties«.

Twiggy prägte mit knabenhafter Erscheinung und kurzen Kleidern in A-Linien-Form den Look der 60er-Jahre. Die britische Modedesignerin Barbara Mary Quant erfand den Minirock. »Jackie« Kennedy überraschte die Frauenwelt in klassischen Kostümen und Pillbox-Hüten. Während die deutsche Hippie-Ikone Ursula »Uschi« Obermaier (geb. 1946) unter freiem Himmel »oben ohne« posierte, verließ sich Audrey Hepburn lieber auf ihr »kleines Schwarzes« mit Perlenkette. Wallende Maxikleider überlebten die Jahrzehnte bis in unsere Gegenwart und dürften auf Musik-Festivals an Woodstock erinnern – auch wenn man nicht mehr so wirklich weiß, worum es da ging.



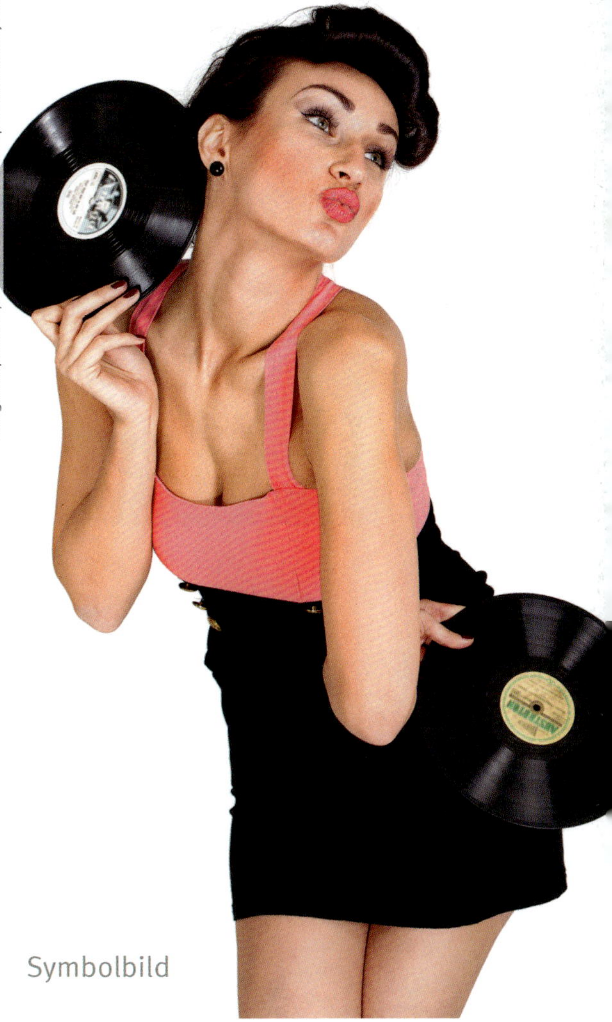

Symbolbild

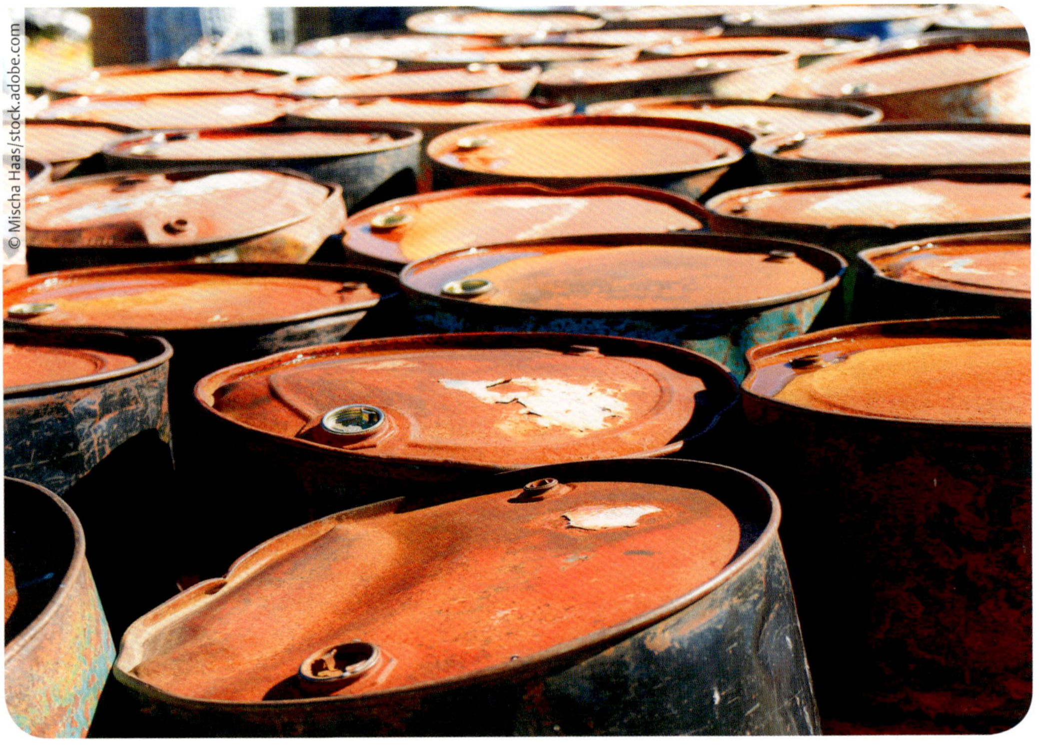

© Mischa Haas/stock.adobe.com

# Ölkrise

Mit dem Begriff »Ölkrise« (eigentlich »Ölpreiskrise«) werden im engeren Sinn die Ereignisse in den Jahren 1973 und 1979/80 bezeichnet, bei denen es in den Industrieländern zu einer Konjunkturphase des wirtschaftlichen Abschwungs (Rezession) kam, die nicht durch eine sinkende Menge an globalen, weltweiten Ölreserven bedingt war, sondern politische und ökonomische Ursachen hatte.

Die erste und folgenreichste Ölkrise im Herbst 1973 entstand anlässlich des vom 6. bis 25. Oktober 1973 von Ägypten, Syrien und weiteren arabischen Staaten gegen Israel geführten »Jom-Kippur-Krieges«. Mit ihrer Erdölpolitik und mit bis zu teilweise vierfach steigenden Erdölpreisen übten die arabischen erdölexportierenden Staaten Druck auf die westlichen Staaten aus, die Israel unterstützten.

Da sich die Ölkrise auf fast ganz Westeuropa ausweitete, beschloss man in der Bundesrepublik kurzfristig an vier Sonntagen im November und Dezember 1973 ein Fahrverbot sowie an den übrigen Tagen ein Tempolimit von 100 km/h einzuführen, um Erdöl einzusparen. Langfristig führte die Ölkrise zu einer verstärkten Forschung zur Nutzung alternativer Energien.

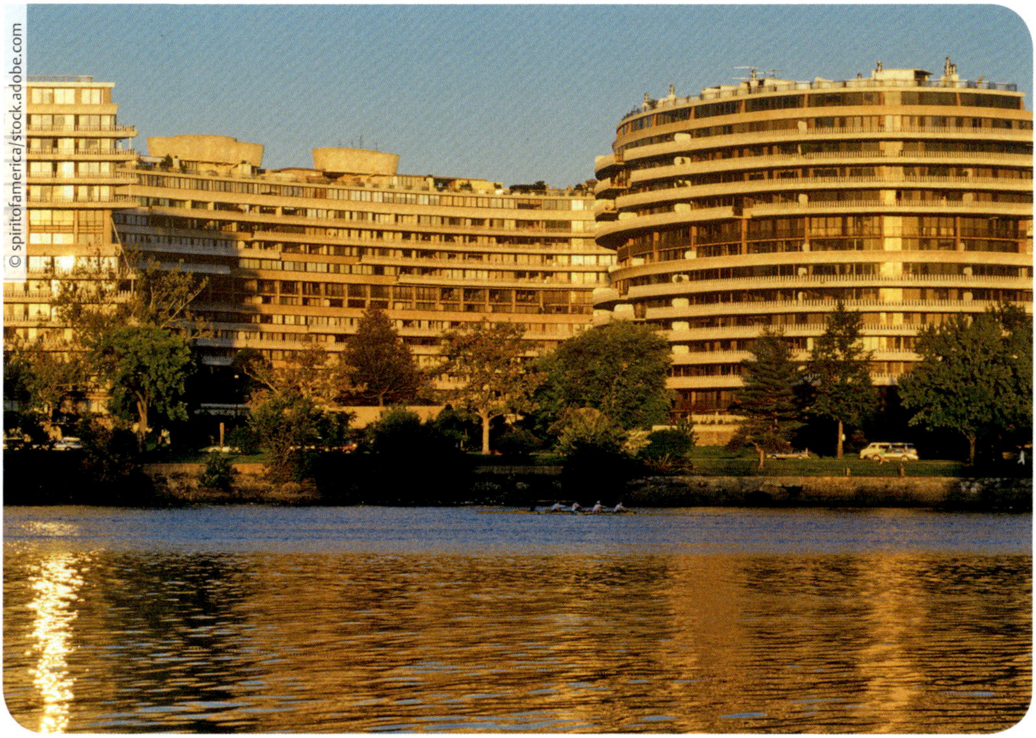


## Watergate-Affäre

Der US-amerikanische Präsident Richard Nixon, der den Republikanern angehörte, erklärte am 9. August 1974 aufgrund der Watergate-Affäre seinen Rücktritt. Im Juni 1972 war im Washingtoner Watergate-Hotel, dem Wahlkampfquartier der Demokraten, eingebrochen worden. Die Verbindungen zwischen den Einbrechern und dem »Komitee zur Wiederwahl des Präsidenten« führten zu einer erheblichen Belastung engster Mitarbeiter Nixons und letztlich des Präsidenten selbst.

Der Film »Die Unbestechlichen« ist ein US-amerikanischer Politthriller aus dem Jahre 1976 über die Watergate-Affäre. Carl Bernstein (Dustin Hoffman) und Robert Woodward (Robert Redford) sind Reporter bei der »Washington Post« und werden berühmt, als sie die skandalösen Ergebnisse ihrer Recherchen im Umfeld des Präsidenten Richard Nixon veröffentlichen. Ihre Berichte erschüttern die USA: Am frühen Morgen des 7. Juni 1972 werden fünf Einbrecher im Watergate-Büro-Hotel-Gebäudekomplex festgenommen. Was zunächst wie ein gewöhnliches Verbrechen aussieht, erweist sich dank der unermüdlichen Nachforschungen von Bernstein und Woodward als der größte Politskandal in der Geschichte der USA.

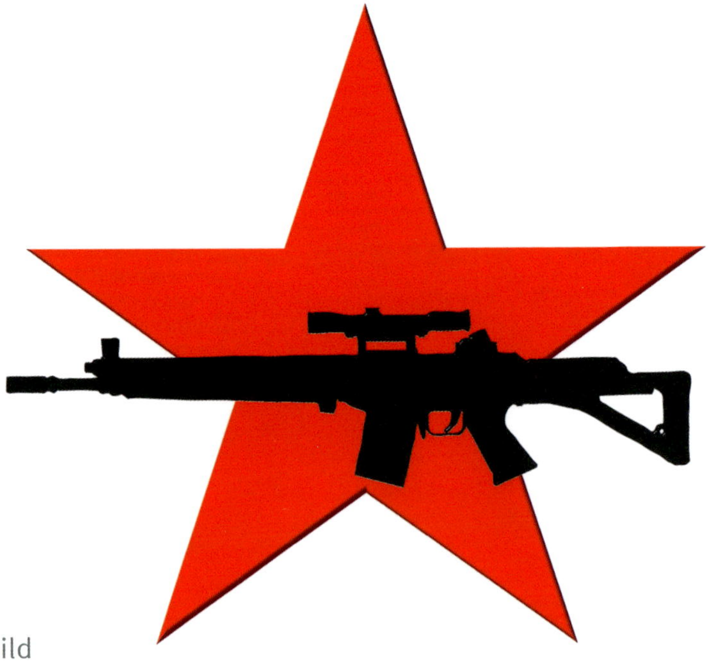

Symbolbild

## Rote-Armee-Fraktion (RAF)

Die anfangs noch als »Baader-Meinhof-Bande« bezeichnete »Rote-Armee-Fraktion« wurde 1970 von Andreas Baader, Gudrun Ensslin, Ulrike Meinhof und anderen geschaffen. Am 5. September 1977 entführte die Rote-Armee-Fraktion den Arbeitgeberpräsidenten Hanns Martin Schleyer und forderte die Freilassung von Gesinnungsgenossen aus deutschen Gefängnissen. Als die Bundesregierung die Forderungen nicht erfüllte, kam es am 13. Oktober zu einer fünf Tage andauernden Entführung und Geiselnahme an Bord des Lufthansa-Passagierflugzeugs »Landshut«. Verantwortlich waren palästinensische Terroristen, die sich mit der RAF solidarisierten. Nach der Ermordung des Flugkapitäns und mehreren Zwischenstopps landete die »Landshut« in Mogadischu, wo die deutsche Antiterroreinheit GSG 9 das Flugzeug stürmte. Eine Flugbegleiterin wurde verletzt, alle anderen Geiseln konnten schwer traumatisiert, aber unverletzt befreit werden. Wenige Stunden nach der Befreiung der »Landshut« unternahm die inhaftierte RAF-Führungsspitze kollektiven Selbstmord. Als die Entführer von Schleyer davon erfuhren, ermordeten sie ihn am 18. Oktober 1977.

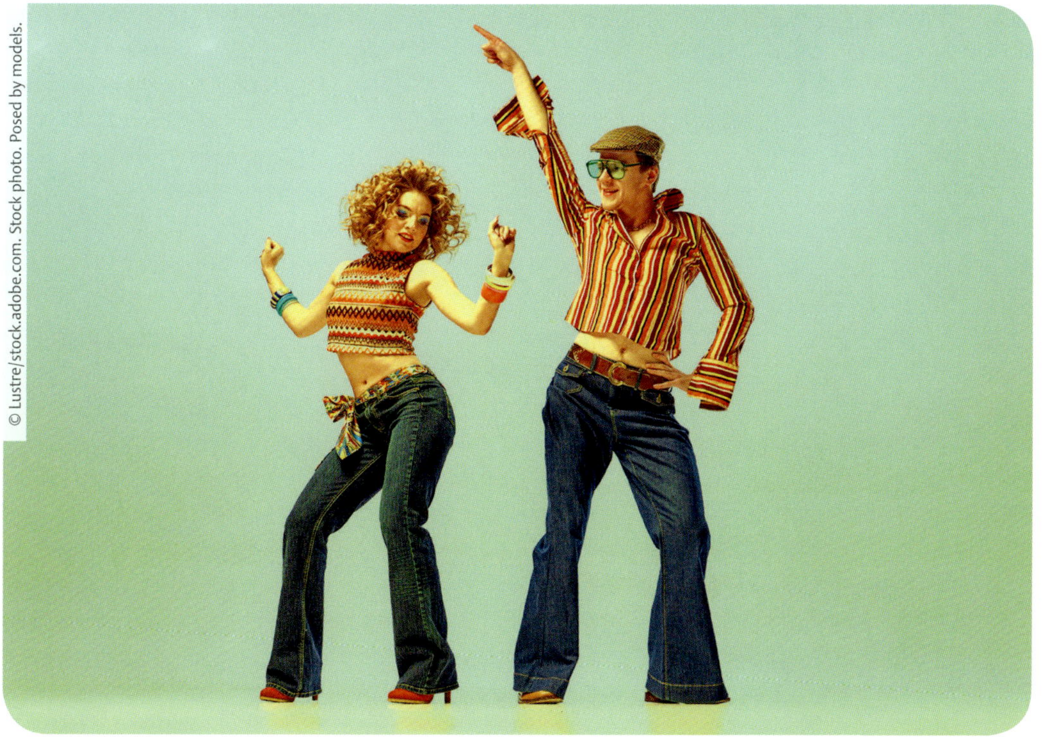



# Mode der 70er-Jahre

Boho-Kleider (bodenlange Kleider mit meist weitausgestellten Ärmeln ab der Schulter, oft von der Brust oder Taille abwärts leicht ausgestellt), Schlaghosen, Glitzer-Looks und Plateaustiefel prägten die 70er-Jahre. Lief man Anfang der 70er noch barfuß oder in Riemchensandalen und steckte sich Blumen ins Haar, um dem Begriff »Flower-Power« Ausdruck zu verleihen, startete Mitte der 70er die Disco-Ära. Statt unter freiem Himmel feierte man lieber in Clubs, trug ultrakurze Klamotten in schrillen Farben mit viel Glitzer. Es ging immer noch um Freiheit und Liebe, aber auch um Gleichberechtigung, egal welcher Hautfarbe, welchen Geschlechts oder welcher sexuellen Einstellung.

Wem das zu fad war, der schloss sich der in England aufkommenden Punk Bewegung an. Zerrissene Kleidungsstücke, die mit Sicherheitsnadeln zusammengehalten wurden, Strumpfhosen wenigstens mit einer Laufmasche, Lederjacken, die älter aussahen als ein Jahrhundert, und schwere Schnürstiefel stehen für die Punkmode. Auch da ging es um Freiheit, Rebellion und Individualität, auch wenn alle um einen herum plötzlich so aussahen, wie man selbst.

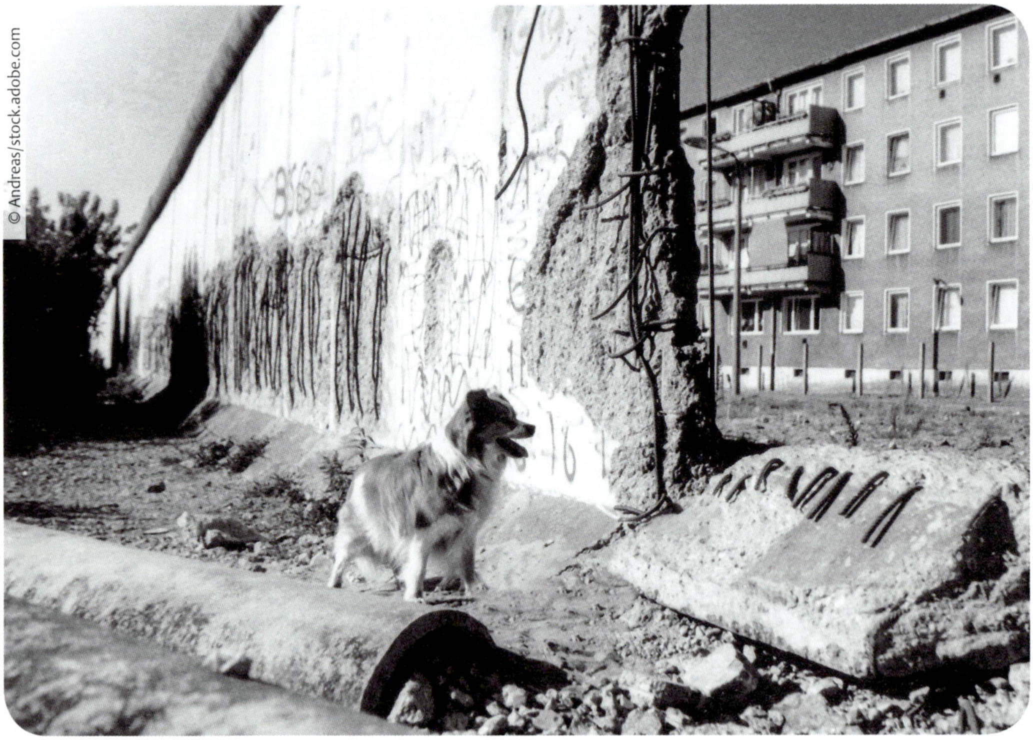



## Der Fall der Berliner Mauer

Michail Gorbatschow ermöglichte den Ostblockländern im Rahmen seiner innerpolitischen Reformen die Möglichkeit, ihre nationale Politik selbst zu bestimmen. Zwar hatte die SED dem Recht auf Freizügigkeit und Reisefreiheit auf der KSZE-Konferenz (Konferenz über Sicherheit und Zusammenarbeit in Europa) von Helsinki 1973 bereits grundsätzlich zugestimmt, wollte aber den Reformkurs der Sowjetunion für die DDR nicht übernehmen. Durch die sich Ende der 80er-Jahre formierende breite Protestbewegung in der ostdeutschen Bevölkerung sah sich die SED allerdings zu Zugeständnissen gezwungen, darunter der Gewährung von Reisefreiheit. Nach der fehlerhaften Bekanntgabe eines neuen Gesetzes zur Ausreise fiel die Berliner Mauer unter dem Ansturm der Menschenmassen am 9. November 1989. Durch den Beitritt der Deutschen Demokratischen Republik zur Bundesrepublik Deutschland am 3. Oktober 1990 wurde die deutsche Wiedervereinigung vollendet, und nach der Zustimmung der Alliierten und der KSZE-Staaten war der Nachkriegszustand in Deutschland beendet.

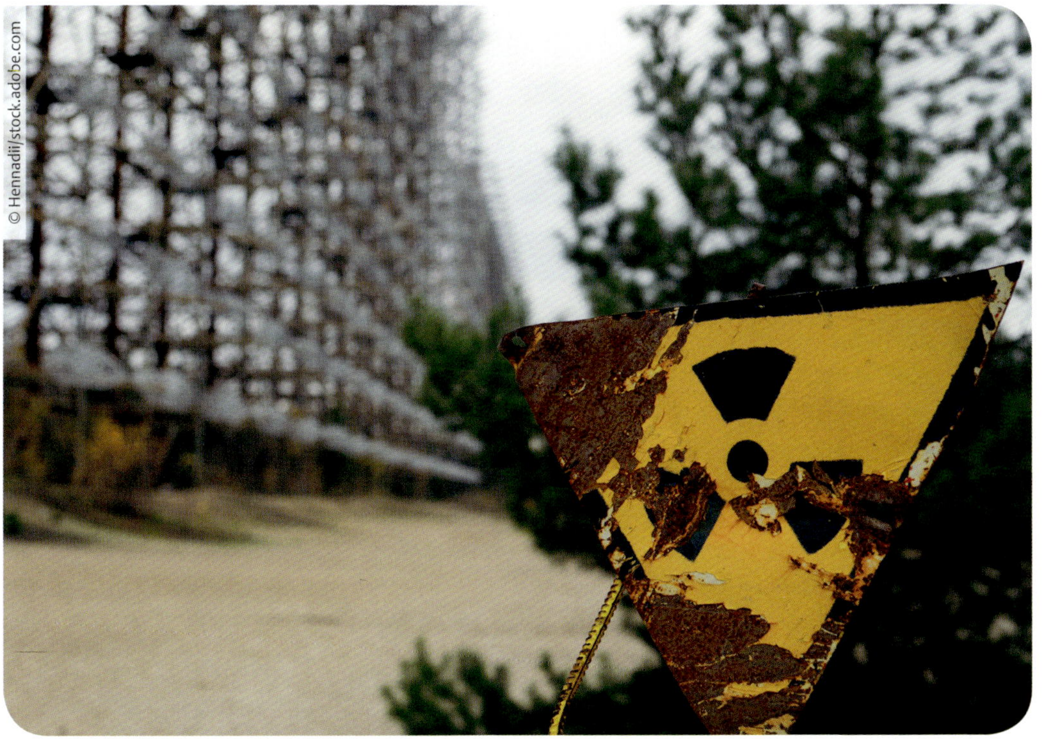
© Hennadii/stock.adobe.com

# Die Nuklearkatastrophe von Tschernobyl

Am 25. April 1986 wurde mit der Simulation eines vollständigen Stromausfalls im Atomkraftwerk von Tschernobyl begonnen, bei der es zu einem unkontrollierten Leistungsanstieg kam, der am 26. April um 1.23 Uhr zur Explosion im Reaktor-Block 4 führte. Dabei handelt es sich um den bis heute schwersten Unfall in der zivilen Nutzung der Atomenergie, bei dem große Mengen radioaktiver Stoffe in die Atmosphäre und insbesondere über Europa freigesetzt wurden. Vor allem Skandinavien war aufgrund nordwestlicher Winde betroffen, aber auch Bayern und der Südosten Baden-Württembergs, weil es dort Anfang Mai 1986 besonders heftig regnete.

Erst nach zehn Tagen konnte die massive Freisetzung durch das Abwerfen von etwa 5 000 Tonnen Sand, Lehm, Blei und Bor aus Militärhubschraubern und das Einblasen von Stickstoff zur Kühlung des geschmolzenen Kernbereiches weitgehend beendet werden. Bis November 1986 wurde ein aus Stahlbeton bestehender Schutzmantel (»Sarkophag«) über dem Reaktor errichtet, der verhindern sollte, dass weitere Radioaktivität aus dem havarierten Reaktor in die Umwelt gelangt.

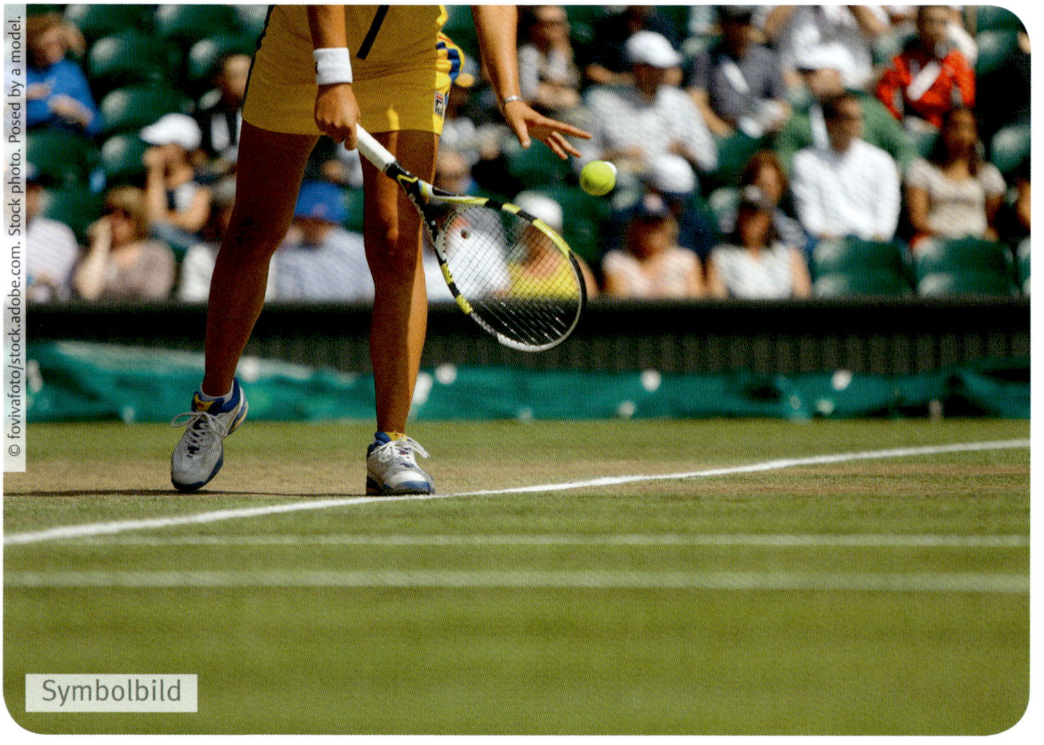


© fovivafoto/stock.adobe.com. Stock photo. Posed by a model.

# Boris Becker und Steffi Graf

Am 7. Juli 1985 gewann der 17-jährige Boris Becker (geb. 1967) als erster Deutscher in Wimbledon das wichtigste Tennisturnier der Welt. Insgesamt gewann er 49 Turniere im Einzel und 15 Titel im Doppel. Zwölf Wochen führte er die Weltrangliste an. 1992 wurde er gemeinsam mit Michael Stich Olympiasieger im Herrendoppel bei den Olympischen Spielen in Barcelona. 2013 bis 2016 war er Trainer des damals Weltranglistenzweiten Novak Doković. Becker wurde in den Medien bekannt durch seine zahlreichen Beziehungen und Ehen und seinen luxuriösen Lebensstil.

1988 gewann die deutsche Tennisspielerin Steffi Graf (geb. 1969) das erste Mal in Wimbledon. 1988 siegte sie auch bei den Olympischen Spielen in Seoul und gewann bei allen Grand-Slam-Turnieren, den Australien Open, den French Open und den US Open. 377 Wochen stand sie an der Spitze der Weltrangliste und ist damit eine der erfolgreichsten Tennisspielerinnen. 1999 trennte sie sich von ihrem Lebenspartner Michael Bartels und heiratete 2001 den US-amerikanischen Tennisspieler Andre Agassi. Aus der Ehe gingen ein Sohn und eine Tochter hervor.

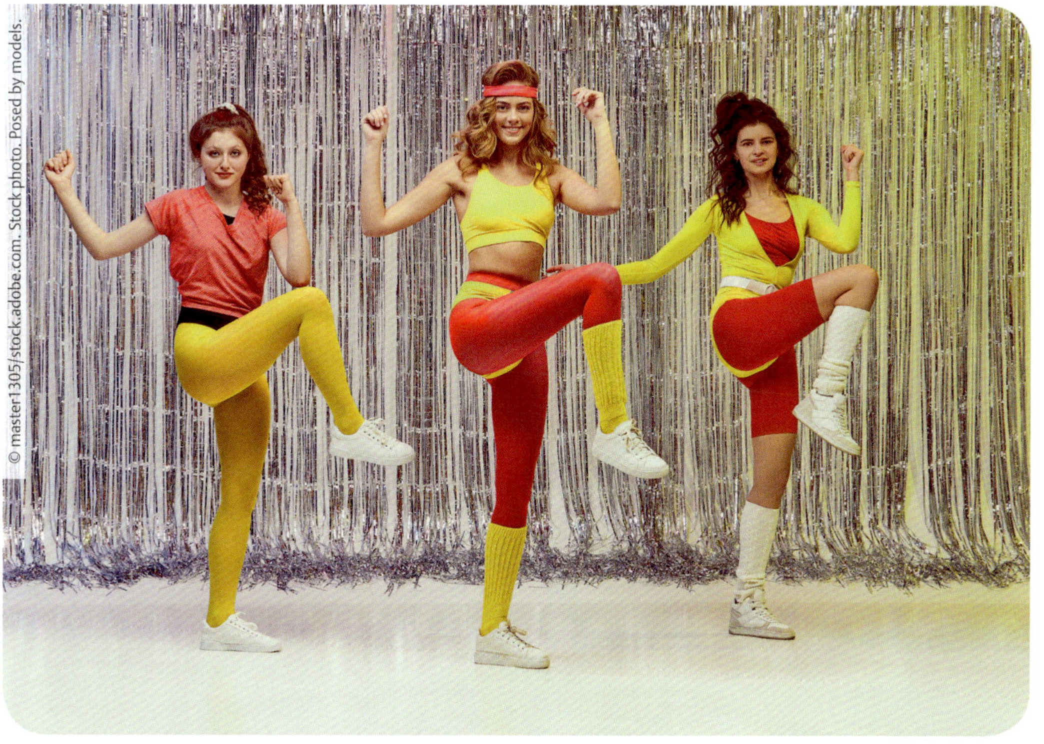


# Mode der 80er-Jahre

In keinem Jahrzehnt war die Art und Weise, wie man sich kleidete, so abhängig von anderen Strömungen, wie in den 80er-Jahren. Da gab es die Musikszene von »Punk« bis »Hip Hop«, Fernsehserien von »Dallas« bis »Miami Vice«, die Musik- und Tanzfilmproduktionen des Kinos von »Flashdance« bis »Footloose«, und die Body-Building-Szene mit Arnold Schwarzenegger, dicht gefolgt von der Aerobic-Szene mit ihrer Gallionsfigur Olivia Newton-John. Mode war nicht »fashion«, sondern »Power-Dressing«. Ein völlig leerer Begriff, so offen für alles, wie die Geschlechterrolle des Künstlers »Boy George«. Neonfarben, Aerobic-Anzüge, Leggings, Sweatshirts samt Haar- und Schweißbändern sowie Stulpen, »Power Shoulders«, voluminöse Keulenärmel und Micro-Röcke mit Pailletten, Metallic und Lurex täuschten darüber hinweg, dass es die Mode der 80er eigentlich nicht gab. Der deutsche Modeschöpfer Karl Lagerfeld (1933–2019) sah geflissentlich darüber hinweg und machte den Genuss von »Coca-Cola Light« aus teuren »Lalique«-Kristallgläsern populär.

## Quellenangaben

Alle Webseiten wurden am 3.1.2024 aufgerufen.


1 Kant I. Akademie Textausgabe IV. Grundlegung zur Metaphysik der Sitten (1785). Berlin: de Gruyter; 1968.
2 Rorty R. Menschenrechte, Vernunft und Empfindsamkeit. In: Wahrheit und Fortschritt. Frankfurt a. M.: Suhrkamp; 2003; S. 241–268.
3 Rorty R. Kontingenz, Ironie und Solidarität. Frankfurt a. M.: Suhrkamp; 1992.
4 Sartre, J.-P. Das Sein und das Nichts. Versuch einer phänomenologischen Ontologie. Rowohlt; 1998 (1952), S. 635–636.
5 Kitwood T. Dementia Reconsidered. The Person Comes First. Buckingham: Open University Press; 1997.
6 Kitwood T. Demenz. Der person-zentrierte Ansatz im Umgang mit verwirrten Menschen, 6., erweiterte Aufl. Bern: Verlag Hans Huber; 2016, S. 30–34.
7 Kitwood 2016, S. 31.
8 Kitwood 2016, S. 32.
9 Kitwood 2016, S. 134.
10 Alzheimer's Disease International 2016. World Alzheimer Report 2016. Improving healthcare for people living with dementia. https://www.alzint.org/u/WorldAlzheimerReport2016.pdf Deutsche Alzheimer Gesellschaft e. V. Die Häufigkeit von Demenzerkrankungen 2018. http://www.deutsche-alzheimer.de/fileadmin/alz/pdf/factsheets/infoblatt1_haeufigkeit_demenzerkrankungen_dalzg.pdf
11 Brooker D., Latham I. Person-Centred-Dementia Care. Making Services Better with the VIPS-Framework. London, Philadelphia: Kingsley Publishers; 2016, S. 23.
12 Vgl. Kastner U., Löbach R. Handbuch Demenz. Fachwissen für Pflege und Betreuung, 4. Auflage. München: Elsevier; 2018, S. 9–33.
13 Die Internationale statistische Klassifikation der Krankheiten und verwandter Gesundheitsprobleme, 10. Revision, German Modification (ICD-10-GM) ist die amtliche Klassifikation zur Verschlüsselung von Diagnosen in der ambulanten und stationären Versorgung in Deutschland.
14 Zum Folgenden vgl. Depression und Demenz: Alzheimer Schweiz. https://www.alzheimer-schweiz.ch/fileadmin/dam/Alzheimer_Schweiz/Dokumente/Publikationen-Produkte/163–36D_2020_Depression.pdf
15 Die Prävalenz, das heißt der Anteil der an MCI erkrankten Personen an der Gesamtzahl einer definierten Bevölkerungsgruppe zu einem bestimmten Zeitpunkt oder während eines bestimmten Zeitraums, wird bei über 65-Jährigen – abhängig von den zugrunde gelegten diagnostischen Konzepten – auf 3–19 % geschätzt. Rund 10 % dieser Betroffenen zeigen innerhalb eines Jahres ein Fortschreiten zu einer Demenz; 80 % dieser 10 % an MCI erkrankten Menschen entwickeln eine Alzheimer-Demenz.
16 Vgl. Wallesch C.-W., Förstl H. (Hrsg.) Demenzen, 3. unveränderte Aufl. Stuttgart, New York: Georg Thieme Verlag; 2017, S. 201–202.
17 Zum Folgenden vgl. Hewer W., Thomas C., Drach L. Delir beim alten Menschen. Grundlagen – Diagnostik – Therapie – Prävention. Stuttgart: Verlag W. Kohlhammer; 2016.
18 Nach: Bundesministerium für Familie, Senioren und Jugend, ©Andreas Münzerhofer
19 Vgl. Felbecker A., Flammrote V., Tettenborn B. (Hrsg.) Elsevier Essentials. Demenz. Das Wichtigste für Mediziner aller Fachrichtungen. München: Elsevier; 2019, S. 5.
20 Held C. Was ist »gute« Demenzpflege? Demenz als dissoziatives Erleben – ein Praxishandbuch für Pflegende. 1. Aufl. Bern: Verlag Hans Huber, 2013, S. 31.
21 Wallesch, Förstl 2017, S. 208.
22 Wallesch, Förstl 2017, S 212.
23 https://www.pflege.de/krankheiten/demenz/test/uhrentest
24 Blumenberg H. Arbeit am Mythos. Frankfurt a. M.: Suhrkamp; 1996, S. 12.
25 Werren M. Würde und Demenz. Grundlegung einer Pflegeethik. Baden-Baden: Nomos; 2019, S. 19.
26 Werren 2019, S. 20.
27 Kitwood 2016, S. 39.
28 Kitwood 2016, S. 40.
29 Kitwood 2016, S. 31.
30 Deutsches Netzwerk für Qualitätsentwicklung in der Pflege (DNQP). Expertenstandard. Beziehungsgestaltung in der Pflege von Menschen mit Demenz. Osnabrück 2018, S. 31.
31 Kitwood 2016, S. 130.
32 Welling K. Der person-zentrierte Ansatz von Tom Kitwood. Nachdruck aus Unterricht Pflege, 9. Jg. H. 5 Prodos Verlag, 2004, S. 7.
33 Kitwood 2016, S. 131.
34 Welling K. 2004, S. 7.
35 Kitwood 2016, S. 131.
36 Welling 2004, S. 4.
37 Welling 2004, S. 7.
38 Kitwood 2016, S. 34.
39 Kitwood 2016, S. 132.
40 Kitwood 2016, S. 133.
41 Kitwood 2016, S. 133.
42 Kitwood 2016, S. 133.
43 Welling 2004, S. 8.
44 Kitwood 2016, S. 133.
45 Kitwood 2016, S. 133.
46 Buber M. Das dialogische Prinzip. Ich und Du. Zwiesprache. Die Frage an den Einzelnen. Elemente des Zwischenmenschlichen. Zur Geschichte des dialogischen Prinzips Ich und Du. Gütersloh: Gütersloher Verlagshaus; 1999, S. 10.
47 Buber 1999, S. 17.
48 Nabokov V. Lolita. Reinbeck bei Hamburg: Rowohlt; 2007, S. 351.
49 Rorty 1992, S. 265.
50 Dewey J. Psychologische Grundfragen der Erziehung. Der Mensch und sein Verhalten, Erfahrung und Erziehung. München und Basel: E. Reinhardt; 1974, S. 265.

51 Kitwood 2016, S. 134.
52 Kitwood 2016, S. 134.
53 Vgl. Brooker D. Person-Centred Dementia Care: Making Services Better. London, Philadelphia: Kingsley Publishers; 2007, S. 12.
54 Vgl. Brooker D., Latham I. Person-Centred Dementia Care. Making Services Better with the VIPS-Framework. London, Philadelphia: Kingsley Publishers; 2016, S. 12.
55 Brooker, Latham 2016, S. 53. (Übersetzung des Autors)
56 Brooker, Latahm 2016, S. 79. (Übersetzung des Autors)
57 Brooker, Latham 2016, S. 104. (Übersetzung des Autors)
58 Brooker, Latham 2016. S. 129. (Übersetzung des Autors)
59 Vgl. Brooker, Latham 2016, S. 13–14. (Übersetzung des Autors)
60 Kastner, Löbach 2018, S. 27.
61 Vgl. Kitwood 2016, S. 132.
62 Vgl. Cohen-Mansfield J. Nonpharmacological interventions for persons with dementia. In: Alzheimer's Care Quarterly 6, 2 2005, S. 129–145.
63 Brooker, Latham 2016, S. 14.
64 Rogers, C. On Becoming a Person. A Therapist's View of Psychotherapy (1961). London: Constable; 2004.
65 Rogers, C. The Necessary and Sufficient Conditions of Therapeutic Personality Change. Journal of Consulting Psychology 1956; Vol. 21: S. 95–103.
66 Kitwood 2016, S. 26.
67 Kitwood 2016, S. 25.
68 Kitwood 2016, S. 25.
69 Kitwood 2016, S. 83.
70 Zum Folgenden vgl. Kitwood 2016, S. 86–87.
71 Kitwood 2016, S. 86.
72 Müller-Hergl C. Geleitwort zu Kitwood T. Demenz. Der person-zentrierte Ansatz im Umgang mit verwirrten Menschen. Bern: Verlag Hans Huber; 2016, S. 13.
73 Kitwood 2016, S. 93.
74 Kitwood 2016, S. 141.
75 Zum Folgenden vgl. Kitwood 2016, S. 141–144.
76 Vgl.: perspektive demenz. Vier Fragen an Christian Müller-Hergl. Beziehungsgestaltung in der Pflege von Menschen mit Demenz. https://perspektive-demenz.de/interview-mit-christian-mueller-hergl
77 Müller-Hergl C. Demenz zwischen Angst und Wohlbefinden: Positive Personenarbeit und das Verfahren des Dementia Care Mapping. In: Tackenberg P. und Abt-Zegelin A. (Hrsg.) Demenz und Pflege. Eine interdisziplinäre Betrachtung. Frankfurt a. M.: Mabuse-Verlag; 2000: S. 248–261, hier S. 256.
78 Kitwood 2016, S. 27.
79 Welling 2004, S. 4.
80 Geiger, A. Der alte König in seinem Exil. München: Carl Hanser Verlag; 2011, S. 56–57.
81 Geiger, 2011, S. 13.
82 General Hospital Study – GHoSt. Zusammenfassung einer repräsentativen Studie zu kognitiven Störungen und Demenz in den Allgemeinkrankenhäusern von Baden-Württemberg und Bayern (2016). Robert-Bosch-Stiftung GmbH, Stuttgart.
83 Müntefering F. Geleitwort zu Horneber, N., Püllen, R., Hübner, J., Hrsg. Das demenzsensible Krankenhaus. Grundlagen und Praxis einer patientenorientierten Betreuung und Versorgung. Stuttgart: Kohlhammer; 2019.
84 Welling 2004, S. 13.
85 Langner, B. Beziehungsgestaltung in der Pflege von Menschen mit Demenz. Praxisleitfaden zum Expertenstandard. Wiesbaden: Springer; 2020, S. 13.
86 Kastner, Löbach 2018, S. 224.
87 Kitwood 2016, S. 98.
88 Förstl, H., Maelike, A., Weichel C. Demenz. Taschenatlas spezial. Stuttgart: Georg Thieme Verlag; 2005, S. 8.
89 Fuchs T. Das Leibgedächtnis in der Demenz. In: Junge.Kirche 3/2010, S. 11–13, hier S. 11 u. S. 13.
90 Proust M. Auf der Suche nach der verlorenen Zeit. Band 1. Stuttgart: Reclam; 2017, S. 55–60.
91 Rigos A. Der Hort der Erinnerung. In: GEO Wissen (77/2022) Mit Demenz leben, S. 38–45, hier S. 42–43.
92 Rigos 2022, S. 43.
93 Rigos 2022, S. 43.
94 Rigos 2022, S. 45.
95 Auster P. Die New-York-Trilogie. Reinbek: Rowohlt; 1989, S. 9.
96 Bundesministerium für Gesundheit (BMG) (Hg.) Rahmenempfehlungen zum Umgang mit herausforderndem Verhalten bei Menschen mit Demenz in der stationären Altenhilfe. 2006 https://www.bundesgesundheitsministerium.de/service/publikationen/details/rahmenempfehlungen-zum-umgang-mit-herausforderndem-verhalten-bei-menschen-mit-demenz-in-der-stationaeren-altenhilfe. S. 93–94.
97 Radzey, B., Kreutzner, G. Biografiearbeit und Erinnerungspflege. In: Biografie und Erinnerungspflege: altes Thema, neuer Blick. In: *dess*-orientiert (1/16) Demenz Support Stuttgart (HG.) 2016, S. 3–20, hier S. 5–6.
98 Radzey, Kretzner 2016, S. 6.
99 Radzey, Kretzner 2016, S. 6.
100 vgl. Tarmas O. Ausflug in die Vergangenheit. In: GEO Wissen (77/2022) Mit Demenz leben, S. 46–49, hier S. 49.
101 Radzey, Kretzner 2016, S. 6.
102 Tarmas 2022, S. 49.
103 Tarmas 2022, S. 48–49.
104 So beispielsweise das Biografieheft für Menschen mit Demenz der Landeszentrale für Gesundheitsförderung in Rheinland-Pfalz e. V. https://lzg-rlp.de/de/pressemitteilungen-detail/wieder-erhaeltlich-biografieheft-damals-und-heute-fuer-menschen-mit-demenz.html
105 BMG. S. 94.
106 BMG S. 100–101.
107 Kitwood 2016, S. 134.
108 Kitwood 2016, S. 27.
109 Müller-Hergl 2016, S. 13.
110 Müller-Hergl 2016, S. 12.
111 Müller-Hergl 2016, S. 12.
112 Langner B. Beziehungsgestaltung in der Pflege von Menschen mit Demenz. Praxisleitfaden zum Expertenstandard.

Wiesbaden: Springer; 2020, S. 3.
113 Kitwood 2016, S. 27.
114 Kitwood 2016, S. 192–193.
115 Kitwood 2016, S 193.
116 Kitwood 2016, S 193.
117 Kitwood 2016, S 193.
118 Kitwood 2016, S 193–194.
119 Wittgenstein L. Philosophische Untersuchungen. Werkausgabe, Band 1. Frankfurt am Main: Suhrkamp Verlag, 1999, S. 231–485, hier § 71.
120 Wittgenstein 1999, § 69.
121 Goodall J. In the Shadow of Man. Great Britain: Weidenfels & Nicolson; 1988.
122 Goodall, 1988, S 128.
123 Goodall 1988, S. 129.
124 Schiller F. Über die Ästhetische Erziehung des Menschen in einer Reihe von Briefen. In: Sämtliche Werke. München und Wien: Carl Hanser Verlag; 2004, S. 570–669, hier S. 646.
125 Schiller 2004, S. 648.
126 Schiller 2004, S. 648.
127 Schiller 2004, S. 648.
128 Schiller 2004, S. 648.
129 Schiller 2004, S. 648–649.
130 Schiller 2004, S. 649.
131 Schiller 2004, S. 618.
132 Schiller 2004, S. 651.
133 Schiller 2004, S. 573.
134 Schiller F. Über das Erhabene. In: Sämtliche Werke. München und Wien: Carl Hanser Verlag; 2004, S. 489–512, hier S. 509.
135 James W. Die Vielfalt religiöser Erfahrung. Eine Studie über die menschliche Natur. Frankfurt und Leipzig: Insel Verlag; 1997.
136 James 1997, S. 156–160.
137 James 1997, S. 160.
138 James 1997, S. 160.
139 James 1997, S. 160.
140 James 1997, S. 168.
141 James 1997, S. 183.
142 James 1997, S. 174.
143 James 1997, S. 187.
144 James 1997, S. 188.
145 James 1997, S. 209.
146 James 1997, S. 263.
147 James 1997, S. 197.
148 James 1997, S. 173.
149 Schiller 2004, S. 612–613.
150 Einen sehr guten Einblick in die Tradition und Geschichte des Rosenkranzes gibt: Wills. G. The Rosary. New York: VIKING, Penguin Books; 2005.
151 Zum katholischen Rosenkranz: https://www.katholisch.de/artikel/41-das-rosenkranzgebet Zur überkonfessionellen Form des Rosenkranzes, dem »Christus-Rosenkranz«: https://www.christus-rosenkranz.de/wie-geht-das
152 Die Einführung gründet sich auf die Schrift von Papst Johannes Paul II »Rosarium Virginis Mariae« und das Buch von Burke D. und Rossini C. The Contemplative Rosary with St. John Paul II and St. Teresa of Avila. Irondale, Alabama: EWTN Publishing; 2017 und hält sich an die aktuellen römisch-katholischen Vorgaben des Vatikan. Wenn Sie den Rosenkranz bereits kennen und beten, sollten Sie es weiterhin so tun, wie es Ihren Gewohnheiten gemäß getan haben oder es in Ihrer Gemeinde üblich ist.
153 Bei manchen Rosenkränzen sind die Gebetsperlen gleich groß, haben aber einen größeren Abstand dort, wo sonst die großen Perlen sind.
154 Der freudenreiche Rosenkranz betrachtet die Geheimnisse der Menschwerdung Gottes und das verborgene Leben Jesu (montags und samstags). Der lichtreiche Rosenkranz betrachtet bedeutende Momente des öffentlichen Lebens und Wirkens Jesu (donnerstags). Der schmerzhafte Rosenkranz betrachtet die Passion Jesu (dienstags und freitags). Der glorreiche Rosenkranz betrachtet die Auferstehung Jesu (mittwochs und sonntags). https://www.vatican.va/special/rosary/documents/misteri_ge.html
155 Die fünf Geheimnisse des freudenreichen Rosenkranzes, also die fünf Zehnergruppen, sind: 1 »… Jesus. Den du, o Jungfrau, vom Heiligen Geist empfangen hast.« 2 »… Jesus. Den du o Jungfrau, zu Elisabeth getragen hast«. 3 »… Jesus. Den du, o Jungfrau, in Betlehem geboren hast.« 4 »… Jesus. Den du, o Jungfrau, im Tempel aufgeopfert hast.« 5 »… Jesus. Den du, oh Jungfrau, im Tempel wiedergefunden hast.« Eine sehr schöne und kurze Einführung in den Rosenkranz gibt: Ripplinger C. Heilige Maria, Mutter Gottes. Den Rosenkranz beten. Kevelaer: Lahn-Verlag; 2022.
156 Manchmal kommt noch ein Gebet über die jeweilige »Frucht« der einzelnen

Geheimnisse (die Tugenden Jesu) nach jeder Dekade hinzu; wobei dies an dieser Stelle zu weit führen würde.

157 Um die Meditation der einzelnen Dekaden noch zu vertiefen, können Sie auch vor den einzelnen Dekaden die entsprechenden Stellen aus der Bibel lesen und/oder ein Heiligenbild des jeweiligen Mysteriums betrachten (z. B. das Meditationsmotiv des ersten Geheimnisses, die unbefleckte Empfängnis).

158 Kitwood 2016, S. 32.

159 Dewey 1974, S. 265.

160 Gadamer H.-G. Wahrheit und Methode. Grundzüge einer philosophischen Hermeneutik. In: Gadamer H.-G. Gesammelte Werke, Band 1. Tübingen: Mohr Siebeck; 1990, S. 281.

161 Gadamer 1990, S. 311.

162 Deutsche Alzheimer Gesellschaft e. V.: Deutsche Alzheimer Gesellschaft stellt neue Zahlen zur Demenz vor: Deutlich mehr Erkrankte unter 65 Jahren als bisher angenommen

## Bildnachweis

S. 4, 8: ©LIGHTFIELD STUDIOS / stock.adobe.com; S. 80: ©Francesco Milanese/stock.adobe.com; S. 82: ©jakkapan/stock.adobe.com; S. 88: ©Juergen/stock.adobe.com; S. 89: ©Jonás Torres/stock.adobe.com; S. 90: ©Michael Neuhauß/stock.adobe.com; S. 91: ©zabanski/stock.adobe.com; S. 92: ©Benjamin/stock.adobe.com; S. 93: ©Popova Olga/stock.adobe.com; S. 94: ©Martin Debus/stock.adobe.com; S. 95: ©Eduard Warkentin/stock.adobe.com; S. 96: ©Jeasmin/stock.adobe.com; S. 97: ©Anja Roesnick/stock.adobe.com; S. 98: ©goldpix/stock.adobe.com; S. 99: ©thauwald-pictures/stock.adobe.com; S. 100: ©tuomaslehtinen/stock.adobe.com; S. 101: ©zenobillis/stock.adobe.com; S. 102: ©Aufwind-Luftbilder/stock.adobe.com; S. 103: ©Scanrail/stock.adobe.com; S. 104: ©VIAR PRO studio/stock.adobe.com; S. 105: ©Light Impression/stock.adobe.com; S. 106: ©Mischa Haas/stock.adobe.com; S. 107: ©spiritofamerica/stock.adobe.com; S. 108: ©Abe Mossop/stock.adobe.com; S. 109: ©Lustre/stock.adobe.com; S. 110: ©Andreas/stock.adobe.com; S. 111: ©Hennadii/stock.adobe.com; S. 112: ©fovivafoto/stock.adobe.com; S. 113: ©master1305/stock.adobe.com

## Stichwortverzeichnis

# Empfehlungen von Joachim Heil

*Die Webseiten wurden am 02.01.2024 aufgerufen.*

## Empfehlenswerte Bücher:


Aktiv leben mit Alzheimer und Demenz. Praktische Übungen und Aktivitäten zur Förderung von Körper und Geist. Hrsg.: Deutsche Alzheimer Gesellschaft. 1. Auflage 2019. https://shop.deutsche-alzheimer.de/broschueren/23/aktiv-leben-mit-alzheimer-und-demenz

Brooker D., Latham I. Person-Centred-Dementia Care. Making Services Better with the VIPS-Framework. London, Philadelphia: Kingsley Publishers; 2016.

Brooker D. Person-Centred Dementia Care: Making Services Better. London, Philadelphia: Kingsley Publishers; 2007.

Döbele M. Demenzbegleiter für Betroffene und Angehörige. Informationen und Hilfen für den Alltag. Berlin, Heidelberg: Springer; 2014.

Geiger, A. Der alte König in seinem Exil. München: Carl Hanser Verlag; 2011.

Haberstroh, J. Kommunikation bei Demenz. Ein Ratgeber für Angehörige und Pflegende. 2, Auflage. Berlin, Heidelberg: Springer; 2016.

Kastner U., Löbach R. Handbuch Demenz. Fachwissen für Pflege und Betreuung, 4. Auflage. München: Elsevier; 2018.

Kitwood T. Dementia Reconsidered. The Person Comes First. Buckingham: Open University Press; 1997.

Kitwood T. Demenz. Der person-zentrierte Ansatz im Umgang mit verwirrten Menschen, 6., erweiterte Aufl. Bern: Verlag Hans Huber; 2016.

Kollak, I. (Hg.) Menschen mit Demenz durch Kunst und Kreativität aktivieren. Eine Anleitung für Pflege- und Betreuungspersonen. Berlin, Heidelberg: Springer; 2016.

Münch A. Häusliche Pflege am Limit: zur Situation pflegender Angehöriger von Menschen mit Demenz. Bielefeld: transcript; 2021.

Pigorsch, M. Diagnose Demenz. Ein Mutmachbuch für Angehörige. 2. Auflage. Berlin, Heidelberg: Springer; 2022.

Riechert. I. Was kommt bei Demenz auf uns zu? Ein Ratgeber für Angehörige und Betreuende. Berlin, Heidelberg: Springer; 2022.

Wallesch C.-W., Förstl H. (Hrsg.) Demenzen, 3. unveränderte Aufl. Stuttgart, New York: Georg Thieme Verlag; 2017.


## Weiterführende Literatur zum Kapitel »Das Neue im Alten finden«:


Artz V. pocket zeitgeschichte Deutschland. Bonn: Bundeszentrale für politische Bildung/bpb; 2007. https://www.bpb.de/system/files/pdf/R1DOBS.pdf

Die Zeit. Welt- und Kulturgeschichte. Epochen, Fakten, Hintergründe in 20 Bänden. Hamburg: Zeitverlag Gerd Bucerius; 2006.

Faulstich W. Die Mediengeschichte des 20. Jahrhunderts. München: Wilhelm Fink Verlag; 2012.

Faulstich W. Die Kultur des 20. Jahrhunderts im Überblick. München: Wilhelm Fink Verlag; 2011.

Faulstich W. (Hg.) Die Kultur der 50er Jahre. München: Wilhelm Fink Verlag; 2007.

Faulstich W. (Hg.) Die Kultur der 60er Jahre. München: Wilhelm Fink Verlag; 2003.

Faulstich W. (Hg.) Die Kultur der 70er Jahre. München: Wilhelm Fink Verlag; 2004.

Faulstich W. (Hg) Die Kultur der 80er Jahre. München: Wilhelm Fink Verlag; 2005.

Geyer R. Deutsche Geschichte: 1914–1990. Bonn: Bundeszentrale für politische Bildung; 2021.

Thurich E. Die Geschichte der DDR. Bonn: Bundeszentrale für politische Bildung; 2019.

Thurich E. Der Kalte Krieg 1945–1991. Bonn: Bundeszentrale für politische Bildung; 2019.

Zandonella B. Die Europäische Union. Bonn: Bundeszentrale für politische Bildung; 2019.


## Praktische Hilfen

Informationsbogen bei Aufnahme ins Krankenhaus: https://www.deutsche-alzheimer.de/fileadmin/Alz/pdf/Broschueren/patienteninformationsbogen-interactive.pdf

Twiddelmuff: Wenden Sie sich gerne an Schwester Jutta Wenzel: twiddelmuff@gmx.de

Kontakt Petra Dreisch: petradreisch92@gmail.com

Deutsche Alzheimer Gesellschaft: https://deutsche-alzheimer.de

**Bibliografische Information der Deutschen Nationalbibliothek**
Die Deutsche Nationalbibliothek verzeichnet diese Publikation in der Deutschen Nationalbibliografie; detaillierte bibliografische Daten sind im Internet über http://dnb.d-nb.de abrufbar.

Programmplanung: Katja Liese
Projektmanagement: Sabine Alvarado
Redaktion: Ursula Brunn-Steiner, Vaihingen/Enz
Bildredaktion: Marie Crämer
Covergestaltung: © Thieme
Layout: CYCLUS · Visuelle Kommunikation, Stuttgart

Fotos im Innenteil: siehe Bildquellenverzeichnis S. 117
Covermotiv und Bild S. 3: Bilderkiste mit Händen © Gabriele Rohde/stock.adobe.com, oberstes Foto auf Stapel © blantlag/stock.adobe.com, edited by Thieme
Autorenfoto: Markus Schmidt
Zeichnungen: Christine Lackner, Ittlingen
Die abgebildeten Personen haben in keiner Weise etwas mit der Krankheit zu tun.

1. Auflage 2024

TRIAS Verlag in Georg Thieme Verlag KG
Rüdigerstraße 14, 70469 Stuttgart

Satz und Repro: Fotosatz Buck, Kumhausen
Druck: Westermann Druck Zwickau GmbH, Zwickau

Gedruckt auf chlorfrei gebleichtem Papier
Printed in Germany

ISBN 978-3-432-11416-3
eISBN (ePub) 978-3-432-11417-0

1 2 3 4 5 6

MIX
Papier | Fördert gute Waldnutzung
FSC® C110508
FSC www.fsc.org



**Unsere Umwelt ist uns wichtig!**
**Papier** aus nachhaltigen und kontrollierten Quellen
**Druck** in Deutschland mit kurzen Lieferwegen
**Druckereien** mit hohen Ansprüchen an Ökologie

TRIAS, einer der führenden Ratgeberverlage im Bereich Gesundheit, gehört zur Thieme Gruppe, marktführender Anbieter medizinischer Fachinformationen und Services. Anspruch der Thieme Gruppe ist es, den im Gesundheitswesen tätigen Berufsgruppen sowie allen an Gesundheit Interessierten genau die Informationen und Angebote bereitzustellen, die sie in einer bestimmten Arbeitssituation oder Lebensphase benötigen. Durch die hohe Qualität und zielgruppenspezifische Relevanz der angebotenen Leistungen bereitet Thieme den Weg für eine bessere Medizin und mehr Gesundheit im Leben.

Thieme